Philipp Rauscher

HANDBUCH
NAHRUNGS-ERGÄNZUNG

AF545861

Bibliografische Information der Deutschen Nationalbibliothek
Die Deutsche Nationalbibliothek verzeichnet diese Publikation in der Deutschen Nationalbibliografie. Detaillierte bibliografische Daten sind im Internet über https://dnb.de abrufbar.

Für Fragen und Anregungen
info@m-vg.de

Wichtige Hinweise

Dieses Buch ist für Lernzwecke gedacht. Es stellt keinen Ersatz für eine individuelle medizinische Beratung dar und sollte auch nicht als solcher benutzt werden. Wenn Sie medizinischen Rat einholen wollen, konsultieren Sie bitte einen qualifizierten Arzt. Der Verlag und der Autor haften für keine nachteiligen Auswirkungen, die in einem direkten oder indirekten Zusammenhang mit den Informationen stehen, die in diesem Buch enthalten sind.

Ausschließlich zum Zweck der besseren Lesbarkeit wurde auf eine genderspezifische Schreibweise sowie eine Mehrfachbezeichnung verzichtet. Alle personenbezogenen Bezeichnungen sind somit geschlechtsneutral zu verstehen.

Originalausgabe
2. Auflage 2026
© 2018 by riva Verlag, ein Imprint der Münchner Verlagsgruppe GmbH
Türkenstraße 89
80799 München
Tel.: 089 651285-0

Alle Rechte, insbesondere das Recht der Vervielfältigung und Verbreitung sowie der Übersetzung, vorbehalten. Kein Teil des Werkes darf in irgendeiner Form (durch Fotokopie, Mikrofilm oder ein anderes Verfahren) ohne schriftliche Genehmigung des Verlages reproduziert oder unter Verwendung elektronischer Systeme gespeichert, verarbeitet, vervielfältigt oder verbreitet werden. Wir behalten uns die Nutzung unserer Inhalte für Text und Data Mining im Sinne von § 44b UrhG ausdrücklich vor.

Redaktion: Anke Wellner-Kempf
Umschlaggestaltung: Manuela Amode
Umschlagabbildung: shutterstock/Matej Kotula
Layout: Pamela Machleidt
Satz: Carsten Klein, Torgau
Druck: CPI Druckdienstleistungen GmbH, Ferdinand-Jühlke-Straße 7, 99095 Erfurt
Printed in the EU

ISBN Print 978-3-7423-0046-1
ISBN E-Book (PDF) 978-3-7453-0214-1
ISBN E-Book (EPUB, Mobi) 978-3-7453-0215-8

Weitere Informationen zum Verlag finden Sie unter

www.rivaverlag.de

Beachten Sie auch unsere weiteren Verlage unter www.m-vg.de

Philipp Rauscher

HANDBUCH NAHRUNGSERGÄNZUNG

Die besten Supplements für mehr Leistung und Energie im Sport und im Leben

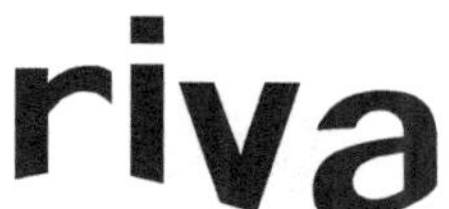

INHALT

Nahrungsergänzungen sinnvoll nutzen

Nahrungsergänzungsmittel liegen im Trend. Jeder Supermarkt und jede Drogerie führen heutzutage die unterschiedlichsten Nahrungsergänzungen in ebenso unterschiedlichen Darreichungsformen. Auch im Internet boomt der Handel mit Supplementen und ganze Marketingzweige und -systeme bauen auf dem Vertrieb von (nutzlosen?) Nahrungsergänzungsmitteln auf. Während vor einigen Jahren noch Sportler die Hauptzielgruppe der Hersteller von Nahrungsergänzungen waren, sind diese heute salonfähig geworden. Dadurch haben sich die unterschiedlichsten Zielgruppen entwickelt. Sowohl Otto Normalverbraucher, der das Ziel hat, Präventivarbeit für seine Gesundheit zu betreiben, als auch Menschen unter Stress, die mit den harten Anforderungen ihres Alltags besser zurechtkommen möchten, wie auch sogenannte Biohacker, die daran interessiert sind, ihre geistigen und körperlichen Potenziale zu optimieren, greifen in gleichem Maße zu Nahrungsergänzungsmitteln.

Diese starke Nachfrage nach Nahrungsergänzungen führt dazu, dass die Konkurrenz auf dem Markt steigt und infolgedessen häufig unsinnige, unwirksame oder qualitativ minderwertige Supplemente angeboten und teilweise auch erfolgreich verkauft werden. Häufig versprechen diese Wirkungen und Effekte, die keinerlei wissenschaftliche Grundlage haben. Dieses Buch stellt die beliebtesten Nahrungsergänzungen zusammen und erläutert deren Wirkung. Die Informationen in diesem Buch sollen Sie in die Lage versetzen, die für die eigene Zielsetzung richtigen Ergänzungen zu wählen. Gleichzeitig wird es diverse Mythen, die sich um unterschiedliche Supplemente ranken, aufklären.

An dieser Stelle soll jedoch darauf hingewiesen werden, dass Nahrungsergänzungen weder eine ausgewogene Ernährung noch einen gesunden und durchdachten Lebensstil ersetzen können, sondern lediglich als »Add-on« kurzfristige Defizite ausgleichen sollen. Dies kann der Fall sein in Situationen, in denen der Bedarf an bestimmen Nährstoffen so stark steigt, dass dieser nicht mehr über die normale Ernährung gedeckt werden kann, oder wenn die täglichen Ansprüche an Geist und Körper für die Dauer eines absehbaren Zeitraums deutlich ansteigen.

Auch darf man von Nahrungsergänzungen keine Wunder erwarten. In den meisten Fällen wirken sie im Einklang mit dem Körper und dem Stoffwechsel und haben keine pharmakologische Wirkung. Auch handelt es sich nicht um Dopingsubstanzen. Dennoch darf man die Wirkung unterschiedlicher Extrakte und Supplemente nicht unterschätzen, weshalb ihre Einnahme in bestimmten Fällen von einem erfahrenen Mediziner oder Ernährungstherapeuten begleitet werden sollte. Nimmt man sich diese Ratschläge jedoch zu Herzen und macht sie sich immer wieder bewusst, kann man mit Nahrungsergänzungen erstaunliche Effekte erzielen.

Ihr
Philipp Rauscher

Nahrungsergänzungen auf Proteinbasis

Proteinshakes kannte man bis vor einigen Jahren hauptsächlich in Sportlerkreisen. Insbesondere im Bodybuilding und im Fitness-Sport werden diese Nahrungsergänzungen bereits seit Jahren verstärkt eingesetzt. So ist es auch kein Wunder, dass vor allem muskelbepackte Athleten im Fitnessstudio an der Erfrischungstheke ihren Proteinshake einnahmen, wohingegen sich der normale Freizeitsportler eher mit Mineraldrinks begnügte. Schließlich wollte man nicht dem Klischee vom muskelbepackten Bodybuilder entsprechen. Vor allem Frauen fürchteten sich davor, große Muskelberge aufzubauen. Zeitweise wurden Proteinshakes sogar gemieden, da sie angeblich schnell »fett« machten.

Proteine für jeden

Heute werden Proteine anders bewertet. Mittlerweile ist auch im Mainstream angekommen, was Bodybuilder schon lange behaupten: Proteine sind nicht nur für Sportler wichtig, sondern für jeden, der sich gesund ernähren möchte und einen sportlich-aktiven Lifestyle leben will. Denn es sind nicht die Proteinshakes allein, die bei Bodybuildern für rasantes Muskelwachstum sorgen. Dazu gehört mehr. Die Angst, bei einem herkömmlichen Fitnesstraining mit einigen wenigen Trainingseinheiten pro Woche große Muskelberge aufzubauen, ist vollkommen unbegründet. Denn der typische Bodybuilder mit seinem furchterregenden Körper trainiert mit hoher Wahrscheinlichkeit sehr viel öfter, sehr viel mehr und sehr viel intensiver als ein durchschnittlicher Freizeitsportler. Diese beiden miteinander gleichzusetzen ist, als würde man Äpfel mit Birnen vergleichen.

Da diese Tatsache mittlerweile allgemein bekannt ist, greifen inzwischen praktisch alle Zielgruppen im Fitness-Studio zu ihrem Proteinshake – neben dem leistungsorientierten Bodybuilder und Kraftsportler eben auch der Freizeitsportler mit mehr oder minder großen Ambitionen. Und sie alle können tatsächlich von einer zusätzlichen Proteinzufuhr profitieren.

Um jedoch zu verstehen, welche positiven Effekte Proteine generell haben und wie Proteinshakes einen zusätzlichen Nutzen bringen können, sollte man sich zunächst ein wenig mit dem Aufbau von Proteinen beschäftigen.

Aminosäuren als Bausteine der Proteine

Proteine sind aus einzelnen Aminosäuren aufgebaut, diese sind sozusagen die Bausteine der Proteine. Es existieren insgesamt 21 proteinogene Aminosäuren – das sind Aminosäuren, aus denen Proteine synthetisiert werden können. Darüber hinaus finden sich in unserer Ernährung noch unzählige weitere Aminosäuren, die jedoch nicht zum Proteinaufbau genutzt werden können.

Um das Ganze bildlich darzustellen: Proteine kann man sich, vereinfacht ausgedrückt, als sehr lange Perlenketten vorstellen. Jede einzelne Perle stellt eine der 21 proteinogenen Aminosäuren dar. Diese 21 Aminosäuren verknüpfen sich anschließend miteinander. Wird eine Kettenlänge von mindestens 100 Aminosäuren erreicht, spricht man von einem Protein. Kettenlängen von unter 100 Perlen nennt man Polypeptide. Besitzt eine Kette nur drei bis zehn Perlen, spricht man von einem Oligopeptid. Drei Perlen bilden ein Tripeptid, zwei aneinandergereihte Perlen ein Dipeptid. Eine einzelne Perle ist eine freie Aminosäure. Das ist deshalb wichtig zu wissen, weil unser Darm nur einzelne, freie Aminosäuren aufnehmen kann oder in Einzelfällen sehr kurze Peptidformen, nämlich Di- und Tripeptide. Die Proteinverdauung ist also nichts anderes als die Aufspaltung langer Aminosäurenketten von der Proteinform in einzelne freie Aminosäuren.

Essenzielle und nicht-essenzielle Aminosäuren

Acht der 21 proteinogenen Aminosäuren sind essenziell. Das bedeutet, dass diese Aminosäuren von unserem Organismus nicht selbst hergestellt werden können. Wir sind daher auf ihre Zufuhr über die Nahrung angewiesen. Die restlichen 13 nicht-essenziellen Aminosäuren können vom Körper selbst hergestellt werden. Dies geschieht durch einen »Umbau« essenzieller Aminosäuren.

Das funktioniert natürlich nur dann, wenn ausreichende Mengen essenzieller Aminosäuren zur Verfügung stehen.

Jedes Protein hat eine andere Zusammensetzung. Die Perlen der langen Ketten sind also nicht bei jeder Kette gleich. So gibt es Proteine mit einem höheren Anteil an essenziellen Aminosäuren und Proteine mit einem höheren Anteil an nicht-essenziellen Aminosäuren. Da jedoch vor allem die essenziellen Aminosäuren entscheidend sind, wird bereits hier deutlich, dass die Qualität eines Proteins mit dessen Aminosäurenzusammensetzung einhergeht.

Doch auch hier muss noch weiter differenziert werden: Auch bei demselben Gesamtanteil an essenziellen Aminosäuren an einem Protein kann es durchaus sein, dass einzelne essenzielle Aminosäuren in höherer, andere in niedrigerer Konzentration vorkommen als vom Körper benötigt. Anders formuliert kann eine essenzielle Aminosäure, gemessen an ihrem Gesamtbedarf für den Organismus, in einem Protein nur in geringen Mengen vorkommen, andere Aminosäuren hingegen im Überfluss und über den Bedarf hinaus. Man spricht in einem solchen Fall von einer limitierenden Aminosäure. Bei der Vorstellung der einzelnen Proteinarten wird dieses Thema noch ausführlicher erklärt. Wichtig ist an diesem Punkt vor allem, dass unterschiedliche Proteinquellen auch unterschiedliche positive und negative Eigenschaften mit sich bringen und es daher nicht ausreicht, einfach irgendein Protein zu konsumieren oder irgendeinen Proteinshake zu kaufen. Hier muss man genau auf die Zusammensetzung und die Qualität achten, um seine individuellen Bedürfnisse konkret zu befriedigen.

Warum Protein?

Wie bereits beschrieben, sind Proteine essenziell für den Körper. Bekommt unser Organismus diese unentbehrlichen Nährstoffe nicht in ausreichender Menge, kommt es irgendwann zu chronischen Mangelerscheinungen und als Langzeitfolge zum Tod. Das liegt daran, dass Aminosäuren logischerweise auch die Grundbausteine körpereigener Proteine sind. Nahrungsproteine mit einer bestimmten Sequenz der einzelnen Aminosäuren innerhalb der langen Kette werden im Zuge der Verdauung in ihre einzelnen Glieder aufgeteilt, über den Dünndarm aufgenommen und zur Leber transportiert. Dort wird entschieden, was mit den einzelnen Aminosäuren passiert. In der Leber und in der Peripherie des Körpers werden aus den einzelnen Aminosäuren wieder vollständige Proteinstrukturen aufgebaut, mit einer Aminosäurensequenz, die unser Organismus benötigt.

Aminosäuren sind also die Grundlage für den Aufbau struktureller Proteine wie Muskelmasse, Knorpel, Sehnen und Bänder, aber auch für Hormone, Enzyme, die Haut, Haare, Nägel und vieles mehr. Daher ist eine ausreichende Proteinversorgung von maßgeblicher Bedeutung für einen gesunden Organismus.

Sind Proteinergänzungen notwendig?

Proteine findet man in großen Mengen in natürlichen Nahrungsmitteln wie etwa Fleisch, Fisch, Eier, Milchprodukten, Hülsenfrüchten, Samen und diversen Gemüsesorten. Zur Deckung des Grundbedarfs der von der Deutschen Gesellschaft für Ernährung (DGE) empfohlenen Proteinmenge von 0,8 Gramm Protein pro Kilogramm Körpergewicht ist eine Ergänzung mittels Proteinshakes sicherlich nicht notwendig.[1] Der von der DGE empfohlene

Wert bezieht sich jedoch auf das Minimum der täglich notwendigen Proteinmengen, mit dem ein Mangelzustand vermieden werden soll. Diese Mindestversorgung kann jedoch nicht zwangsläufig mit einer Optimalversorgung gleichgesetzt werden beziehungsweise kann eine Zufuhr über den Minimalbedarf hinaus weitere positive Effekte bewirken. Sportler und aktive Personen haben einen deutlich erhöhten Proteinbedarf, der über das Doppelte der von der DGE empfohlenen Zufuhrmenge von 0,8 Gramm Protein pro Kilogramm Körpergewicht betragen kann – je nach betriebener Sportart, Trainingsintensität, Zielsetzung und Trainingsumfang.[2]

Nebenwirkungen von Proteinen

Häufig ist in den Medien zu lesen, dass sich eine überhöhte Proteinzufuhr negativ auf die Gesundheit auswirke. Vor allem Nieren und Leber sollen darunter leiden. Seriöse wissenschaftliche Untersuchungen legen jedoch nahe, dass selbst bei einer Proteinzufuhr von bis zu knapp 3 Gramm Protein pro Kilogramm Körpergewicht für Menschen mit gesundem Stoffwechsel – ohne diagnostizierte Nierenerkrankungen – keine negativen gesundheitlichen Folgen zu erwarten sind.[3] Selbst bei einer Zufuhrmenge von 4,4 Gramm Protein pro Kilogramm Körpergewicht – also einer Steigerung des DGE-Wertes um 550 Prozent – konnten bei den Probanden keinerlei negative Folgen in Bezug auf Blutmarker oder Organgesundheit nachgewiesen werden.[4] Einzelne Probanden der Studie erreichten sogar Spitzenzufuhrwerte von 6,6 Gramm Protein pro Kilogramm Körpergewicht, ohne dass sich negative gesundheitliche Folgen einstellten. Sofern demnach also keine diagnostizierten Stoffwechsel- oder Organerkrankungen vorliegen, kann man davon ausgehen, dass eine zu geringe Proteinzufuhr deutlich negativere Folgen hat als eine Proteinüberversorgung.

Der positive Nutzen einer erhöhten Proteinzufuhr

Eine erhöhte Proteinzufuhr ist für Sportler eine Notwendigkeit, da sie Proteine als Baustoff zur Reparatur und zum Neuaufbau von Muskelgewebe benötigen. Doch auch Menschen, die sich die Reduktion des Körperfettanteils zum Ziel gesetzt haben, profitieren von einer hohen Proteinzufuhr. Denn Proteine bewirken eine langfristige Sättigung und reduzieren den Appetit.[5,6] Zudem ist ihre thermogene Wirkung extrem hoch – was bedeutet, dass bereits während der Verstoffwechselung der Proteine sehr viel Energie in Form von Wärme abgegeben wird und damit nicht mehr zur Energiebereitstellung zur Verfügung steht. So können von den 4,1 Kilokalorien pro Gramm Protein nach dem Verzehr nur rund 3,2 Kilokalorien pro Gramm Protein wirklich vom Körper genutzt werden.[7] Der Rest der Energie wird in Form von Körperwärme an die Umgebungstemperatur abgegeben. Daher ist es nicht verwunderlich, dass von zwei Diäten mit identischem Kaloriengehalt diejenige mit erhöhter Proteinzufuhr den Körperfettanteil effektiver reduziert als eine andere Diät mit geringerer Proteinzufuhr.[8] Damit stimmt überein, dass sich bei identischer Kalorien- und Proteinzufuhr kein signifikanter Unterschied in der Veränderung der Körperzusammensetzung zwischen einer kohlenhydratarmen Low-Carb-Ernährung und einer fettreduzierten Low-Fat-Ernährung beobachten lässt.[9] Die Frage ist also nicht, ob eine Low-Carb- oder eine Low-Fat-Diät Körperfett besser reduziert, sondern vielmehr, ob die Diät einen hohen Proteinanteil hat. Mit diesem Wissen lassen sich Diäten zur Körperfettreduktion optimal bilanzieren und in ihrer Wirkung verstärken.

Hier können nun auch Nahrungsergänzungsmittel auf Proteinbasis sinnvoll eingesetzt werden. Proteinshakes können die Proteinzufuhr auf einfache Weise erhöhen und die Sättigung verbessern, sodass man nach ihrem Verzehr unter Umständen weniger isst. Zudem sind Proteinshakes nicht nur praktisch und einfach in der Zubereitung, sondern auch sehr lecker. Oftmals können sie als Süßigkeitenersatz herhalten.

Nahrungsergänzungen auf Proteinbasis sind also nicht nur praktisch, sondern bieten sogar noch einen Mehrwert gegenüber natürlichen Lebensmitteln. So sind Proteinkonzentrate in der Regel frei von unerwünschten Begleitstoffen wie Purinen oder Cholesterin. Diese würden, je nach Proteinquelle, verstärkt eingenommen, insbesondere bei erhöhtem Konsum von proteinreichen tierischen Nahrungsmitteln.

Molkenprotein

Das Molkenprotein, auch unter den Bezeichnungen Lactalbumin und Whey-Protein bekannt, ist, vor allem in Sportlerkreisen, das wohl beliebteste Protein. Der Grund hierfür ist sein sehr hoher Gehalt an essenziellen Aminosäuren, speziell den sogenannten Branched-Chained Amino Acids (BCAA), sowie die leichte und schnelle Verdaulichkeit dieser Proteinkomponente. Diese Eigenschaften machen Whey-Protein ideal geeignet für Trainingseinheiten oder immer dann, wenn eine schnelle Proteinversorgung erwünscht ist. Bereits etwa 60 Minuten nach dem Konsum von Whey-Protein ist der Höchststand an Aminosäuren im Blut nachweisbar.[10] Die schnelle Verdauung und Resorption dieser Proteinkomponente ist damit fast mit dem Konsum freier Aminosäuren vergleichbar.

Molkenproteine werden mittlerweile in unterschiedlichen Darreichungsformen angeboten. Dazu zählen Molkenproteinkonzentrate, Molkenproteinisolate und Molkenproteinhydrolysate.

- Beim **Molkenproteinkonzentrat** handelt es sich um die reine, getrocknete Fraktion aus dem Molkenproteinanteil der Milch. Das Molkenprotein wird lediglich vom Casein getrennt und die Flüssigkeit wird entzogen. Nachteilig an dieser Variante ist vor allem, dass sie noch einen verhältnismäßig hohen Anteil Milchzucker und Milchfett enthält.
- Beim **Molkenproteinisolat** ist das hingegen nicht mehr der Fall. Wie der Name bereits sagt, handelt es sich hierbei um ein komplett isoliertes Protein. Der Proteinanteil aus dem Molkenproteinkonzentrat wird vom Milchzuckeranteil und vom Milchfettanteil isoliert. Das Ergebnis ist ein Protein mit sehr geringem Milchzucker- und Milchfettanteil. Auf diese Weise lassen sich auch laktosefreie Molkenproteine mit geringem Zucker- und

Fettanteil realisieren. Molkenproteinisolate werden von Menschen mit niedriger Laktosetoleranz häufig gut vertragen, wobei diese Aussage keine Allgemeingültigkeit besitzt, sondern individuell abzuklären ist.

- Bei einem **Molkenproteinhydrolysat** handelt es sich um eine teilweise Aufspaltung der Proteinfraktionen. Die langen Proteinketten werden mittels unterschiedlicher technologischer Hydrolysevorgänge in kürzere Protein- und Polypeptidketten gespalten, wodurch die Proteinaufnahme beschleunigt wird. Je nach Verarbeitungsart können auch hier sehr niedrige Milchzucker- und Milchfettwerte erreicht werden.

Durch die Hydrolyse und das Aufbrechen der Proteinstrukturen verliert das Molkenprotein die spezifischen Eigenschaften des Milchproteins, weshalb selbst Menschen mit starker Kuhmilchallergie diese Proteine konsumieren können.[11] Hydrolysiertes Molkenprotein wird daher beispielsweise auch in hypoallergenen Produkten für Säuglinge und Kleinkinder eingesetzt.

All den unterschiedlichen Molkenproteinfraktionen ist die hohe biologische Wertigkeit von 104 gemeinsam, die durch das hohe Vorkommen essenzieller Aminosäuren bedingt ist. Damit ist das Molkenprotein das Einzelprotein mit der höchsten biologischen Wertigkeit und übertrifft sogar das Referenzprotein: das Volleiprotein.

Unter der biologischen Wertigkeit versteht man das Maß an Effizienz, mit der ein Nahrungsprotein in körpereigene Proteinstrukturen umgesetzt werden kann. Je höher also die biologische Wertigkeit eines Proteins ist, desto besser kann es vom Körper genutzt werden. Unvollständige Proteine haben eine geringere biologische Wertigkeit als vollständige Proteine. Lediglich die Kombination weiterer Einzelproteine kann die biologische Wertigkeit des Molkenproteins übertreffen.

Damit Ihr Molkenprotein auch seine optimale Wirkungsweise entfaltet, sollten Sie beim Kauf darauf achten, eine nicht-denaturierte Proteinquelle zu wählen. Unter Denaturierung versteht man eine Veränderung der Proteinstrukturen. Diese kann durch physikalische oder biochemische Eigenschaften erfolgen und führt dazu, dass die spezifischen Eigenschaften des Proteins verloren gehen. Beim Molkenprotein bedeutet das, dass die enthaltenen Immunglobuline zerstört sein können. Immunglobuline stimulieren das Immunsystem und können die Bildung von Glutathion anregen – einem der stärksten Antioxidanzien, die der Körper selbst herstellen kann.[12,13]

Aufgrund des hohen Anteils an essenziellen Aminosäuren und ihrer schnellen Verdauung und Resorption steigt die Aminosäurenkonzentration im Blut rapide an, was zu einer starken Stimulierung der muskulären Proteinsynthese führt, einem Neuaufbau von Proteinstrukturen im Muskelgewebe. Übersteigt dieser Neuaufbau den natürlichen Proteinabbau, kommt es netto zu einer positiven Proteinbilanz im Muskel. Das kann mit Muskelwachstum gleichgesetzt werden. Intensives Krafttraining fördert für sich allein betrachtet bereits den Anstieg der Muskelproteinsynthese – des Neuaufbaus von Proteinstrukturen im Muskel. Es kann durch die Zufuhr von essenziellen Aminosäuren jedoch noch einmal stark potenziert werden, weshalb Molkenprotein häufig auch als ein »anabol wirkendes« Protein bezeichnet wird. Einen besonderen Anteil daran haben die verzweigtkettigen Aminosäuren (BCAA), die jedoch ab Seite 42 noch einmal separat besprochen werden.

Auf einen Blick

Nahrungsergänzung
Molkenprotein als Bestandteil des Milchproteins in seinen unterschiedlichen Formen als Molkenproteinkonzentrat, Molkenproteinisolat oder Molkenproteinhydrolysat

Einnahmeempfehlung

- Molkenprotein sollte vor allem rund um intensive Trainingseinheiten eingesetzt werden oder immer dann, wenn schnellverfügbares Protein zugeführt werden soll.
- Spezielle Molkenproteinhydrolysate haben hypoallergenes Potenzial und können selbst von Menschen mit starker Kuhmilchallergie konsumiert werden.
- Als Proteinshake in einer Dosierung von mindestens 25 Gramm reinem Proteinanteil pro Portion, wenn eine maximale Stimulierung der muskulären Proteinsynthese erzielt werden soll.

Casein

Casein ist der Hauptbestandteil des Milchproteins. Es macht etwa 80 Prozent des Proteinanteils der Milch aus. Casein hat im Vergleich zur zweiten Milchproteinkomponente, dem Molkenprotein, einige nahezu entgegengesetzte Eigenschaften. So ist Casein, anders als Molkenprotein, beispielsweise nicht tierartspezifisch. Das bedeutet, dass Casein in der Milch aller Tierarten immer gleich ist. Ein Allergiker, der auf bestimmte Proteine im Molkenprotein reagiert, kann auf Schaf- oder Ziegenmilch umsteigen, da Molkenprotein tierartspezifisch ist. Wer an einer Caseinallergie leidet, muss hingegen auf sämtliche Milchproteine verzichten.

Im Gegensatz zum Molkenprotein bildet das Casein außerdem eine gelartige Substanz im Darm. Das führt dazu, dass der Verdauungsvorgang wesentlich längere Zeit beansprucht. Während beim Molkenprotein die maximale Aminosäurenkonzentration im Blut bereits nach 60 Minuten festgestellt werden kann, ist dies beim Casein erst nach drei bis vier Stunden der Fall und bei Weitem nicht in derselben Konzentration wie beim Molkenprotein. Dafür kann man nach dem Konsum von Casein auch nach sechs bis acht Stunden noch eine erhöhte Aminosäurenkonzentration im Blut beobachten, wohingegen die Plasmakonzentration an Aminosäuren im Blut nach der Einnahme von Whey-Proteinen bereits nach spätestens vier Stunden wieder auf einem basalen Level angekommen ist.[14]

Während nach der Einnahme des »anabolen« Molkenproteins ein schneller Anstieg der Aminosäurenkonzentration im Blut zu einer Stimulierung der Muskelproteinsynthese führt, erfolgt nach der Zufuhr von Casein eine langfristige und konstant moderate Erhöhung des Aminosäurengehalts im Blut, der tendenziell den

Proteinabbau reduziert. Aus diesem Grund wird Casein oftmals als »anti-kataboles Protein« bezeichnet.

Nicht nur in ihrer Wirkung, auch in ihrer generellen Aminosäurenzusammensetzung ergänzen sich Molkenprotein und Casein sehr gut. Während das Molkenprotein einen hohen Anteil essenzieller Aminosäuren hat und einen eher geringen Glutamingehalt (für Sportler ebenfalls wichtig) aufweist, findet man im Casein einen deutlich geringeren BCAA-Anteil. Dafür ist Casein jedoch das Lebensmittel mit einem der höchsten Glutamingehalte überhaupt – dieser liegt bei etwa 20 Prozent.

Doch allem Anschein nach ist die Kombination einzelner Aminosäuren miteinander, also eine Ergänzung mit fehlenden Aminosäuren, weniger wirksam für eine Veränderung der Körperzusammensetzung als die Kombination dieser kompletten Komponenten. So konnte in einer Studie gezeigt werden, dass die Kombination aus Molkenprotein und Casein zu einem stärkeren Zuwachs fettfreier Masse führte als ein reines Molkenproteinkonzentrat, das durch BCAA und Glutamin ergänzt wurde.[15] Wer also an maximalem Muskelzuwachs interessiert ist, sollte sich nicht nur auf eines der beiden Proteine verlassen, sondern am besten die Kombination wählen oder sich zumindest die beiden Einzelkomponenten über den Tag verteilt zuführen – etwa Molkenprotein gleich am Morgen sowie unmittelbar nach dem Training und Casein in kleineren Mengen nach dem Training sowie den größeren Teil unmittelbar vor dem Schlafengehen. Die in der Natur vorkommende Kombination der beiden Proteinarten scheint jedoch den stärksten Effekt auf Muskelmasse, Fettabbau und Leistungsoptimierung zu haben.

Die biologische Wertigkeit des Caseins ist deutlich niedriger als die des Molkenproteins: Sie liegt im Bereich von 70 bis 75. Bereits daran ist zu erkennen, dass die Gesamtmenge essenzieller Aminosäuren für die Erstellung körpereigener Proteine nicht vergleichbar ist mit der von Molkenprotein und erst die entsprechende Ergänzung zu einer optimierten Aminosäurenzusammenstellung führt.

Ähnlich wie beim Molkenprotein gibt es jedoch auch beim Casein unterschiedliche Formen. Es ist in Form sogenannter Calcium-Caseinate erhältlich oder als micellares Casein. Der Unterschied liegt vor allem im Herstellungsprozess. Calcium-Caseinate werden durch chemische Reaktionen hergestellt. Als Prozess kommt die sogenannte Säurefällung zum Einsatz, bei der das Protein jedoch denaturiert wird. Bei der Herstellung von micellarem Casein findet hingegen eine sehr schonende Trennung von Whey-Protein und Casein statt, die bei niedrigen Temperaturen erfolgt und eine Denaturierung der Proteine vermeidet. An den grundsätzlichen Eigenschaften der Caseine ändert sich bei diesem Prozess jedoch nichts.

Einzelne patentierte Verfahren bieten darüber hinaus noch spezielle Casein-Peptide an. Hier kommt es, ähnlich wie beim Molkenprotein, zu einer Hydrolyse sowie einer Aufspaltung der Proteinstrukturen und der langen Aminosäurenketten zu kürzeren Peptidformen, die eine entsprechend schnellere Resorption bewirken. Anwendern zufolge soll sich die Regenerationsfähigkeit nach der Einnahme dieser speziellen Peptide deutlich verbessern.

Auf einen Blick

Nahrungsergänzung

Casein als Bestandteil des Milchproteins, meist in Form von Calcium-Caseinaten oder micellarem Casein

Einnahmeempfehlung

- Idealerweise in Kombination mit Molkenprotein nach dem Training, als Zwischenmahlzeit oder unmittelbar vor dem Schlafengehen
- Als Proteinshake, idealerweise in einer Menge, die rund 3 Gramm Leucin pro Portion garantiert

Hühnereiprotein

Hühnereiprotein wird heutzutage nur noch selten eingesetzt und daher auch in deutlich geringerem Maße angeboten als beispielsweise die Proteinkomponenten der Milch. In der Vergangenheit wurde Hühnereiprotein beziehungsweise speziell das Protein des Eiklar vor allem im Rahmen der unmittelbaren Wettkampfvorbereitung von Bodybuildern eingesetzt. Es sollte dem Athleten kurz vor dem Wettkampf noch die letzte »Härte« geben, ohne Wasser unter der Haut zu speichern, was beim Milchprotein der Fall sein soll. Für diese Aussagen gibt es jedoch keine wissenschaftlichen Belege.

Insgesamt betrachtet stellt das Hühnereiprotein eine hochwertige Proteinquelle mit einer biologischen Wertigkeit von 100 dar. Dies gilt jedoch nur in Bezug auf den Proteingehalt im Vollei. Die meisten Proteinkonzentrate auf Eibasis, die heute angeboten werden, bestehen jedoch aus sprühgetrocknetem Eiklar. Deren biologische Wertigkeit ist niedriger, mit 88 jedoch noch immer als hoch einzustufen und höher als die des Caseins.

Eine positive Eigenschaft des Hühnereiproteins ist sein hoher Gehalt an den schwefelhaltigen Aminosäuren Methionin und Cystein. Gerade das Methionin ist in manchen pflanzlichen Proteinen die limitierende Aminosäure, weshalb sich die Kombination dieser pflanzlichen Proteinkomponenten mit einem Eiklarprotein lohnen kann. Für rein vegan lebende Menschen ist das natürlich keine Option. Wer jedoch in erster Linie vegetarisch lebt oder auf eine vielseitige Zusammenstellung seiner Nahrungsproteine achten möchte, ist mit dieser Kombination hervorragend bedient.

Ein Nachteil des Hühnereiproteins ist jedoch eindeutig sein Geschmack. Gerade in konzentrierter Form ist der hohe Gehalt an schwefelhaltigen Aminosäuren schwer zu überdecken. Dieses Problem lässt sich jedoch durch die Kombination mit anderen Proteinkomponenten lösen.

Heutzutage wird das Hühnereiprotein vor allem eingesetzt, um sogenannte Mehrkomponentenproteine aufzuwerten. Die Kombination aus Kartoffelproteinen und Volleiprotein erbringt die bisher höchste gemessene biologische Wertigkeit von 136. Doch auch die Kombination von Eiklarprotein mit Molkenprotein und Casein im richtigen Verhältnis ergibt die sehr hohe biologische Wertigkeit von 124 bis 128.

Auf einen Blick

Nahrungsergänzung

Hühnereiprotein in Form von Volleiprotein oder sprühgetrocknetem Eiklarprotein

Einnahmeempfehlung

- Aufgrund der schnellen Verdauung und Resorption von reinem Eiklarprotein zur Proteinversorgung nach dem Training geeignet.
- Volleiproteine inklusive dem entsprechenden Fettanteil aus dem Ei haben hingegen eine verzögerte Magen-Darm-Passage und werden daher am besten zusammen mit oder als Alternative zum Casein am Abend vor dem Schlafengehen eingenommen.
- Als Proteinshake, idealerweise in einer Menge, die rund 3 Gramm Leucin pro Portion garantiert

Sojaprotein

Je nach Zielgruppe wird Sojaprotein unterschiedlich bewertet. Anderen pflanzlichen Proteinen hat Sojaprotein vor allem sein vollständiges Aminosäurenprofil voraus, was heißt, dass es keine limitierende Aminosäure besitzt. Dass Soja vor allem in der Fitness- und Bodybuildingbranche einen zweifelhaften Ruf hat, ist den beiden Phytoöstrogenen Genistein und Daidzein geschuldet. Diese können eine Reduktion des Testosteronspiegels bewirken, was speziell für Athleten, die eine maximale Leistungsfähigkeit mit möglichst starkem Muskelzuwachs anstreben, eher von Nachteil ist.[16] Doch dieses Problem besteht nur bei reinen und vollständigen Sojaproteinen oder bei Lebensmitteln, die aus Soja hergestellt werden, etwa Tofu. Bei dem in Nahrungsergänzungsmitteln eingesetzten Sojaproteinisolat sind die genannten Phytoöstrogene nicht mehr enthalten, denn wie der Name schon sagt, handelt es sich hierbei um das isolierte Protein aus der Sojabohne.

Einen Vorteil bieten Sojaproteinisolate möglicherweise während oder unmittelbar nach einer Diät. Denn Sojaprotein kann sich positiv auf die Schilddrüsenhormonwerte auswirken und damit für eine erhöhte Stoffwechselaktivität sorgen.[17] Nachteilig an diesem Protein ist hingegen sein geringer Gehalt an schwefelhaltigen Aminosäuren. Ideal ist daher eine Kombination mit Hühnereiprotein – genau die Kombination, die früher von Wettkampfbodybuildern in der unmittelbaren Wettkampfvorbereitung eingesetzt wurde, bevor die Molkenproteinisolate populär wurden und in hochwertiger Form auf den Markt kamen.

Die biologische Wertigkeit von Sojaprotein entspricht mit 71 etwa der des Caseins. Gleiches gilt für seinen Glutaminanteil. Während Casein einen Glutaminanteil von 20 Prozent aufweist, liegt dieser bei Sojaprotein bei 19 Prozent. Sojaprotein kann daher als adäquate Alternative zu Casein verwendet werden. Zu beachten ist jedoch, dass die Verdauungs- und Resorptionsgeschwindigkeit beim Sojaprotein deutlich höher liegt als beim Casein.

Frauen mit Wechseljahrbeschwerden können aufgrund der erwähnten Auswirkung von Genistein und Daidzein auf das Verhältnis von Östrogen zu Testosteron profitieren.[18] Wer jedoch genmanipulierte Nahrungsmittel aus ethischen Gründen vermeiden möchte, sollte sich vor dem Kauf von im Ausland hergestellten Sojaproteinen gründlich über die Herkunft des verwendeten Sojas informieren. Die Stiftung Warentest geht davon aus, dass der Anteil von genmanipulierten Sojabohnen in sojahaltigen Nahrungsmitteln wie Tofu oder Sojasauce, die in Deutschland über die Ladentheke gehen, äußerst gering bis nicht nachweisbar ist.[19] Vorsicht sollte man also vor allem beim Kauf von Nahrungsergänzungen walten lassen.

Auf einen Blick

Nahrungsergänzung

Sojaprotein in Form von Sojaproteinisolaten

Einnahmeempfehlung

- Als Proteinalternative mit vollem Aminosäurenprofil im Vergleich mit tierischen Proteinquellen
- Vor allem für Frauen in den Wechseljahren oder während einer Diät geeignet
- Als Proteinshake, gelöst in Wasser oder pflanzlichen Milchproteinen (für Veganer) oder in Kombination mit Hühnereiprotein

Reisprotein

Reisprotein ist ein in den letzten Jahren sehr populär gewordenes pflanzliches Protein aus dem Reis. Insbesondere mit dem wachsenden Trend zur veganen Ernährung stieg der Konsum von Reisproteinen drastisch an. Vorher war Reisprotein eher ein »Mitläufer« unter anderen Proteinen. Anders als Sojaprotein ist Reisprotein kein vollständiges Protein. Die limitierende Aminosäure ist das Lysin. Möchte man den niedrigen Lysingehalt des Reisproteins nun ausgleichen, muss man es entweder mit einer tierischen Proteinquelle oder mit einem Erbsenprotein kombinieren. Letzteres weist einen recht hohen Lysin-, jedoch einen vergleichsweise niedrigen Methioningehalt auf und ist deshalb die perfekte Ergänzung, weil Reis hohe Methioninmengen enthält. Reisproteine und Erbsenprotein ergänzen sich also perfekt. Daher wundert es nicht, dass die meisten veganen Proteinquellen eine Mischung aus Reis- und Erbsenproteinen sind.

Vereinzelte Studien konnten nachweisen, dass Reisprotein für den Muskelaufbau sogar ähnlich effektiv ist wie Molkenprotein.[20] Allerdings muss dazu angemerkt werden, dass eine deutlich höhere Menge Reisprotein erforderlich ist, um einen mit dem Molkenprotein vergleichbaren Effekt zu erzielen. Das liegt vor allem an dem geringeren Anteil an essenziellen Aminosäuren, einschließlich der für die Stimulierung der Muskelproteinsynthese notwendigen BCAA.

Auf einen Blick

Nahrungsergänzung

Reisproteinisolat, gewonnen aus weißem oder braunem Reis

Einnahmeempfehlung

- Über den Tag verteilt, zur Aufwertung der täglichen Ernährung und zur Steigerung der Proteinzufuhr
- Am besten in Kombination mit Erbsenproteinen zur Vervollständigung des Aminosäurenprofils

Erbsenprotein

Erbsenprotein hat sich zusammen mit dem Reisprotein mittlerweile unter den Proteinnahrungsergänzungen zu einer festen Größe entwickelt. Mit dem weiterhin zunehmenden Trend zur veganen Ernährung rückt auch das Erbsenprotein sätrker in den Mittelpunkt des Interesses. Und das mit gutem Grund, denn das Aminosäurenprofil von Erbsenprotein ähnelt sehr stark dem von tierischen Proteinen und besitzt eine biologische Wertigkeit von 78. Zwar sind die schwefelhaltigen Aminosäuren Cystein und Methionin nur in relativ geringen Mengen vorhanden, doch dies kann, wie bereits im Abschnitt zum Reisprotein ausgeführt, durch die Kombination mit Reisprotein behoben werden. Umgekehrt liefert Erbsenprotein ausreichend Lysin und kann diesen Mangel beim Reisprotein sehr gut ausgleichen, sodass ihre Kombination ein ausgewogenes Aminosäurenprofil bietet. Wer sich also vegan ernähren und sich ausreichend mit Protein versorgen möchte, ohne auf zu große Mengen sojahaltige Nahrungsmittel zurückzugreifen, ist mit einer Kombination aus Reis- und Erbsenprotein bestens versorgt.

Erbsenproteine eignen sich demzufolge auch gut als Ergänzung zum Muskelaufbau. In einer Studie konnte kein Unterschied beim Muskelaufbau festgestellt werden, nachdem man Molkenprotein durch Erbsenproteine ersetzt hatte.[21] Allerdings gilt es zu berücksichtigen, dass die jeweiligen Proteinshakes zusätzlich zu einer weiteren Proteinzufuhr mit der normalen Ernährung eingenommen wurden. Das verändert die Ausgangslage. Dennoch kann Erbsenprotein nicht nur Veganern empfohlen werden, sondern auch Sportlern, die sich das Ziel gesetzt haben, ihre Körperzusammensetzung positiv zu verändern, mit mehr Muskelmasse und weniger

Körperfett. Womit die Frage, ob es möglich ist, ohne tierische Lebensmittel Muskelmasse aufzubauen, beantwortet ist.

Auf einen Blick

Nahrungsergänzung

Reines Erbsenproteinisolat für einen hohen Proteinanteil bei geringem Kohlenhydrat- und Fettanteil

Einnahmeempfehlung

- Als Ersatz für andere – beispielsweise tierische – Proteinquellen oder zur Aufwertung proteinarmer Mahlzeiten
- Am besten in Kombination mit Reisprotein zur Vervollständigung des Aminosäurenprofils

Kollagen

Kollagen hat im Bereich der Nahrungsergänzungsmittel lange eine Art Schattendasein geführt, denn es hat eine biologische Wertigkeit von 0. Das liegt daran, dass die essenzielle Aminosäure Tryptophan praktisch nicht enthalten ist. Tryptophan ist also beim Kollagen die limitierende Aminosäure, ähnlich wie dies bei pflanzlichen Proteinen der Fall ist, denen eine bestimmte Aminosäure in nicht ausreichender Menge zur Verfügung steht. Somit besitzt Kollagen kein vollständiges Aminosäurenprofil.

Heute weiß man, dass die Vorteile von Kollagen nicht auf einzelne Aminosäuren reduziert werden dürfen. Etwa 30 Prozent unseres Körpers bestehen aus kollagenen Strukturen. So ist Kollagen beispielsweise wichtig für starke Knochen, Sehnen und Bänder und für die Muskeln kann Kollagen sogar anabole Eigenschaften haben.[22] Vereinfacht lässt sich sagen, dass die zuvor genannten Proteine, sofern richtig kombiniert, einen starken Einfluss auf die Entwicklung unserer Muskelmasse sowie auf die Synthese von Enzymen und Hormonen haben, unsere passiven Strukturen jedoch besser auf Kollagene reagieren.

Neuere Entwicklungen zeigen, dass sich mit speziellen Kollagenhydrolysaten unterschiedliche Effekte erreichen lassen. Man nennt sie bioaktive Peptide, da sie eine direkte Reaktion in einem spezifischen Gewebe auslösen können. So werden einzelne Kollagenpeptide eher für Sehnen und Bänder, andere verstärkt für den Aufbau von Knochen und wieder andere für eine gesunde Haut eingesetzt. Teilweise lassen sich diese Prozesse heute sogar bereits steuern.

Insgesamt sollte man den Vorteil von Kollagenen also nicht unterschätzen. Wichtig ist lediglich, dass Kollagene nicht den Hauptbestandteil der täglichen Proteinzufuhr ausmachen, um einen Tryptophanmangel zu vermeiden. Am sinnvollsten ist es, Kollagen über oder zusammen mit Fleischproteinen zu sich zu nehmen.

Auf einen Blick

Nahrungsergänzung

Kollagenhydrolysate oder idealerweise bioaktive Kollagenpeptide

Einnahmeempfehlung

- Isoliert konsumiert oder in Kombination mit einer Mahlzeit oder weiteren Proteinquellen
- Kollagene werden in Form von Pulvern, in Flüssigkeiten und als Tabletten angeboten.

Aminosäuren als Nahrungsergänzung

Aminosäuren sind die Bausteine der Proteine. Bei der Verdauung werden die langen und komplexen Proteinketten zu einzelnen Aminosäuren abgebaut, damit der Darm sie richtig aufnehmen kann. Anschließend werden aus den einzelnen Aminosäuren wieder körpereigene Proteinstrukturen aufgebaut. Je nachdem, welche Proteine im Organismus benötigt werden, steigt der Bedarf an einzelnen Aminosäuren. Verschiedene freie Aminosäuren wirken sich zudem direkt auf unterschiedliche Funktionen in unserem Körper aus. Daher kann es sinnvoll sein, anstatt mit vollständigen Proteinstrukturen gezielt mit einzelnen freien Aminosäuren zu supplementieren. Die wichtigsten dafür geeigneten Aminosäuren werden im Folgenden aufgelistet und erläutert.

Arginin

Arginin ist eine semiessenzielle Aminosäure. Das bedeutet, dass der menschliche Organismus nicht zwingend auf die Zufuhr von Arginin über die Nahrung angewiesen ist. In bestimmten Situationen übersteigt jedoch der Bedarf an dieser Aminosäure die akut mögliche Syntheserate des Körpers. Der Körper ist dann also zumindest zwischenzeitlich auf eine Zufuhr von außen angewiesen. Arginin kommt im Körper im Harnstoffzyklus vor und ist Ausgangspunkt unter anderem für die Synthese von Kreatinphosphat und Stickstoffmonoxid (NO). Besonders populär ist Arginin im Kraftsport- und Fitnessbereich, weil NO zu einer Erweiterung der Blutgefäße und damit einem besseren »Muskelpump« führen soll. Der Fachbegriff dafür ist eine verstärkte Vasodilatation. Diese tritt vor allem im Bereich der Koronararterien ein, weshalb bestimmte Nitrosprays auch zur akuten Behandlung einer Angina Pectoris, also einer Einengung der Herzkranzgefäße durch Plaqueablagerungen, verwendet werden. NO hat zudem den Vorteil, die Plaquebildung hemmen zu können.

Die Wirkung von Arginin kann jedoch nicht mit einer solchen Medikation verglichen werden. Erhöhte NO-Werte sowie eine verbesserte Durchblutung sind zwar auch bei einer Arginineinnahme zu beobachten, jedoch nur in überschaubarem Ausmaß.[23,24] Im Hinblick auf eine Nahrungsergänzung mit Arginin kann daher gelten, dass Arginin zusätzlich zu einer medizinischen Behandlung hilfreich sein kann, jedoch für sich allein wohl nur bei geringen gesundheitlichen Störungen hilfreich ist.[25] Weil Arginin die Vasodilatation verbessert, wird es auch häufig gegen Bluthochdruck angewendet. Tatsächlich hat man im Rahmen einer Studie den Blutdruck der Testpersonen durch eine intravenöse Zufuhr von Arginin senken können, die orale Zufuhr eines Argininpräparates ergab jedoch keine Veränderungen.[26] Die zugeführte Menge betrug in dieser Studie 6 Gramm. Doch selbst höhere Zufuhrmengen von bis zu 12 Gramm brachten keine Verbesserungen.[27] Es sei an dieser Stelle jedoch gesagt, dass das Potenzial für einen positiven Effekt mit zunehmendem Bluthochdruck steigt, sodass eine Medikation zumindest verhindert werden kann. Um einen solchen Effekt zu erzielen, müsste man jedoch große Mengen Arginin einnehmen. Für einen dauerhaft erhöhten Plasma-Arginin-Spiegel sind mindestens drei Dosierungen zu jeweils 3 bis 6 Gramm, über den Tag verteilt eingenommen, notwendig, wobei eine individuelle Toleranz gegenüber größeren Mengen Arginin getestet werden muss. Große Zufuhrmengen mit einer einzigen Gabe von über 10 Gramm können zu Magen-Darm-Beschwerden führen. Sind arterielle Erkrankungen bekannt, sollte Arginin nicht ohne medizinische Abklärung eingenommen werden. Andernfalls können sich in Einzelfällen bestimmte Symptome oder der gesamte Krankheitsverlauf sogar verschlimmern.[28]

Sportler setzen Arginin häufig ein, um ihre Leistungsfähigkeit zu optimieren. Ziel ist vor allem die Kraftentwicklung oder die effektivere Nutzung von Sauerstoff für Ausdauerbelastungen, neben der Optimierung des hormonellen Milieus im Körper. Ob Arginin auch den Testosteronspiegel und den Ausstoß des Wachstumshormons steigert und die Cortisolkonzentration verringert, werden derzeit diskutiert. Akute oder kurzfristige Ergänzungen mit Arginin konnten jedoch zu keinerlei Leistungssteigerungen im Bereich der Kraftentwicklung beitragen.[29,30] Ein Ausdauersportler könnte jedoch von einer Erhöhung der NO-Werte im Körper profitieren. Wie oben bereits angesprochen ist dies aber durch eine orale Argininzufuhr nicht in ausreichendem Maße zu erreichen.

Doch auch hier bleibt Spielraum für individuelle Experimente, denn vereinzelten Untersuchungen zufolge konnten Ausdauersportler ihre Trainingsdauer bis zur Ermüdung bei moderaten Belastungen deutlich steigern. Teilweise wurde von einer Verbesserung von knapp 25 Prozent bis zur Ermüdung berichtet, bei geringerem Sauerstoffverbrauch und einer verbesserten Toleranz gegenüber anaerober Belastung.[31] Diese Ergebnisse treten jedoch nur vereinzelt auf und können daher nicht als allgemeingültig angesehen werden.

Die Optimierung einzelner hormoneller Parameter durch eine orale Argininzufuhr kann bisher ebenfalls nicht bestätigt werden. Man konnte weder eine signifikante Veränderung des Testosteronspiegels noch eine Reduktion erhöhter Cortisolwerte beobachten.[32] Der Grund dafür könnte aber auch eine Dosierung von unter 5 Gramm täglich sein, die möglicherweise zu gering für einen messbaren Effekt ist.

Ähnliches gilt für den Nüchterninsulinspiegel. Oftmals wird Diabetikern geraten, mit Arginin zu supplementieren, um ihre Blutglukose- und Nüchterninsulinwerte zu verbessern oder die allgemeine glykämische Reaktion nach dem Verzehr kohlenhydratreicher Speisen positiv zu beeinflussen. Die vorhandenen Studienergebnisse liefern hierzu keine eindeutige Antwort, weisen jedoch überwiegend negative Ergebnisse auf.[33,34] Da Arginin das Potenzial dazu besitzt, die Insulinsensibilität zu verbessern, bietet eine Argininzufuhr zumindest im prä-diabetischen Zustand die Möglichkeit, als zusätzliche ernährungstherapeutische Maßnahme eingesetzt zu werden.[35]

Auf einen Blick

Nahrungsergänzung

Arginin als nicht-essenzielle freie Aminosäure als Arginin Base, Arginin-HCL oder Arginin-alpha-ketoglutarat

Einnahmeempfehlung

- Von Sportlern unmittelbar vor der Belastung, zu gesundheitlichen Zwecken in gleichmäßigen Dosierungen über den Tag verteilt
- In Form von Pulver, Tabletten, Kapseln oder Flüssigkeiten in einer Dosierung von 3 bis 6 Gramm pro Einzeldosis bei maximal drei Einzeldosierungen täglich

Branched-Chain Amino Acids (BCAA)

Branched-Chain Amino Acids (BCAA) sind verzweigtkettige Aminosäuren. Sie verdanken ihren Namen ihrer verzweigten Molekülstruktur. Zu den BCAA gehören die essenziellen Aminosäuren Leucin, Isoleucin und Valin. Die BCAA sind die in den kontraktilen Proteinstrukturen der Muskeln mengenmäßig am stärksten vertretenen Aminosäuren. Daher werden sie auch als »Muskelaminos« bezeichnet.

Tatsächlich kommen BCAA hauptsächlich in Kraftsport und Bodybuilding zum Einsatz. Vor allem die Aminosäure Leucin ist maßgeblich an der Stimulation der muskulären Proteinsynthese beteiligt.[36] Diese Erkenntnis führte in den letzten Jahren dazu, dass Bodybuilder und Sportler, die Muskelmasse aufbauen wollten, zunehmend höhere Mengen BCAA konsumierten – meist ohne Erfolg. Denn wie sich herausgestellt hat, kann eine übermäßige Leucin-Zufuhr zwar die anabolen Signalwege im Muskel verstärken, allerdings ist dies nicht gleichzusetzen mit einer positiven Nettomuskelproteinbilanz, die für einen Aufbau von neuer Muskelmasse jedoch notwendig wäre.[37] Inzwischen geht man sogar davon aus, dass eine isolierte Zufuhr von BCAA entweder keinen direkten Nutzen für den Muskelaufbau hat oder sich sogar negativ auswirkt.[38,39]

Bedeutet das nun, dass man die Zufuhr von BCAA komplett vernachlässigen kann? Rein in Bezug auf die Muskelproteinsynthese und den Muskelaufbaueffekt wahrscheinlich schon, solange insgesamt ausreichende Mengen an Proteinen und essenziellen Aminosäuren zugeführt werden. Kraftsportler und Bodybuilder sollten jedoch zusätzlich darauf achten, sich mit jeder Mahlzeit ausreichende Mengen BCAA und vor allem Leucin zuzuführen, denn die maximale Stimulation der Muskelproteinsynthese wird bei einer akuten Gabe von rund 3 Gramm Leucin erreicht.[40] Eine derartige Stimulation der Muskelproteinsynthese ist jedoch nur alle vier bis fünf Stunden möglich, weshalb eine dauerhafte oder sehr häufige Zufuhr von BCAA oder Proteinen keinen Vorteil für den Muskelaufbau bringt.[41] Man spricht hier vom sogenannten Muscle Full Effect. Tritt dieser Effekt ein, nimmt die Sensitivität für Aminosäuren zur Stimulation der Muskelproteinsynthese deutlich ab.

Besser als eine isolierte Zufuhr von BCAA, um Muskelwachstum und Muskelregeneration anzuregen, ist eine Zufuhr vollständiger Proteine mit ausreichend hoher Leucin-Konzentration. Eine BCAA-Zufuhr beziehungsweise eine Leucin-Zufuhr ist also vor allem sinnvoll, um proteinarme Mahlzeiten qualitativ aufzuwerten, deren Leucinkonzentration unter dem kritischen Schwellenwert zur Steigerung der Muskelproteinsynthese liegt.[42]

Allerdings sollten BCAA nicht ausschließlich auf ihre Fähigkeit, die Muskelproteinsynthese zu steigern, begrenzt werden. Werden BCAA vor dem Training eingenommen, können sie die subjektiv empfundene Ermüdung während des Trainings verringern und die kognitive Leistung verbessern oder zumindest bei zunehmender Ermüdung stabilisieren. Sportler, die vor einem Laufbandtest, der eine Fußballsimulation darstellte, 7 Gramm BCAA konsumierten, wiesen gegen Ende des Tests insgesamt eine geringere technische Fehlerquote bei gleichzeitig stärker einsetzender körperlicher Ermüdung auf als Sportler, die keine BCAA eingenommen hatten.[43] Sportler, deren Sportart eine gute Reaktionsgeschwindigkeit erfordert oder die hohe sportartspezifische technische Anforderungen erfüllen müssen, könnten daher von einer BCAA-Zufuhr profitieren. Ähnliche Ergebnisse konnten auch bei Seglern beobachtet werden. Segler, die hohe BCAA-Dosierungen erhalten hatten, verspürten weniger Erschöpfung und erbrachten eine bessere kognitive Leistung als die Segler der Vergleichsgruppe, die anstelle von BCAA vollständige Proteine erhalten hatten.[44]

Ein weiterer Vorteil einer BCAA-Zufuhr für Sportler kann die Optimierung des Fettstoffwechsels sein, bedingt durch einen glykogensparenden Effekt.[45] Bei Sportlern, die vor einer Trainingseinheit BCAA erhielten, stellte man eine erhöhte Fettoxidationsrate fest, ebenso wie eine Leistungssteigerung bei einem Leistungstest in der Zeit bis zur Ermüdung. Die Leistungssteigerung kann am ehesten auf den glykogensparenden Effekt zurückgeführt werden. Die verstärkte Fettoxidation darf nicht mit einem verstärkten Fettabbau verwechselt werden – die Fettfreisetzung aus den Fettdepots änderte sich in der BCAA-Gruppe nicht. Eine akute Leistungssteigerung durch BCAA lässt sich, wenn überhaupt, nur bei eher untrainierten Personen beobachten und ist dann in der Regel auf die verringerte Ermüdung durch BCAA zurückzuführen. Bei Leistungsathleten ist die zunehmende Ermüdung jedoch nicht unbedingt ein Gradmesser für die akute Leistungsfähigkeit im Wettkampf.

Doch nicht Leucin allein spielt eine Rolle für die Entscheidung, ob mit BCAA supplementiert werden sollte oder nicht. Auch Isoleucin hat interessante Eigenschaften, die vor allem die Glukoseaufnahme der Zellen betreffen. So konnte gezeigt werden, dass Isoleucin die Blutglukose senken und Glukose effektiver in die Muskelzellen schleusen kann.[46] BCAA können also hilfreich sein, wenn die Glykogenspeicher nach einer intensiven Trainingseinheit oder vor einem Wettkampf schnell und effektiv wieder aufgefüllt werden sollen.

Auf einen Blick

Nahrungsergänzung

BCAA in einem Verhältnis von zwei Anteilen Leucin zu je einem Anteil Isoleucin und Valin

Einnahmeempfehlung

- Unmittelbar vor Belastung oder zur qualitativen Aufwertung proteinarmer Mahlzeiten
- In Form von Tabletten, Kapseln, Pulver oder Fertigdrinks in einer Dosierung von etwa 3 Gramm Leucin und etwa 50 Milligramm Isoleucin pro Kilogramm Körpergewicht

Hinweis: Die Dosierung von Valin, seine Rolle und seine positiven Effekte sind noch nicht vollständig geklärt.

Citrullin

Citrullin ist eine nicht-proteinogene Aminosäure. Das bedeutet, dass sie nicht in Proteinstrukturen vorkommt und im Körper auch nicht in körpereigene Proteine eingebaut werden kann. Es steht jedoch in einem engen Verhältnis zur semiessenziellen Aminosäure Arginin, denn Citrullin wird in der Niere zu Arginin umgewandelt. Das führt dazu, dass Citrullin den Plasma-Argininspiegel effektiver erhöht als die Zufuhr von Arginin selbst. Die Einnahme von Citrullin kann zu erhöhten Stickstoffmonoxidwerten führen und damit zu einer besseren Durchblutung des Gewebes. Ein nennenswerter Effekt auf den Blutdruck ist nicht zu erwarten.[47] Auch hier gilt: Wenn überhaupt, dann kommt es nur in Einzelfällen zu Veränderungen des Blutdrucks, insbesondere dann, wenn bereits akuter Bluthochdruck und/oder eine kardiovaskuläre Vorerkrankung besteht.[48]

Interessant könnte eine regelmäßige Citrullinzufuhr einmal mehr für Sportler sein. So konnte in einzelnen Untersuchungen beobachtet werden, dass Sportler die Zeit bis zur Ermüdung hinauszögern und vor allem bei langen Trainingseinheiten länger eine höhere Leistung erbringen konnten.[49,50] Dies zeigte sich besonders auch bei der Durchführung von Krafttrainingseinheiten. Sportler, die Citrullin konsumiert hatten, konnten in den späteren Sätzen des Trainings eine bessere Leistung erbringen als Sportler, die kein Citrullin erhalten hatten. Die Citrullingruppe konnte deutlich mehr Wiederholungen in den getesteten Sätzen absolvieren, jedoch erst mit einer gewissen Vorermüdung, was wieder für ein verzögertes Einsetzen der Muskelermüdung spricht.

Citrullin werden noch weitere positive Eigenschaften zugeschrieben, etwa die Reduktion des Entzündungsmarkers C-reaktives Protein, eine Verbesserung der Blutfettwerte, eine verbesserte Immunabwehr und ein positiver Einfluss auf die Herzgesundheit. Dazu gibt es aber entweder keine aussagekräftigen Daten oder aber die wenigen vorhandenen Studien weisen kaum oder keine positiven Veränderungen nach. Daher ist der Einsatz von Citrullin als ernährungstherapeutische Zusatztherapie bei Herz-Kreislauf-Erkrankungen oder Bluthochdruck einen Versuch wert, der jedoch unbedingt unter medizinischer Kontrolle durchgeführt werden sollte. Ansonsten ist Citrullin wohl eher für Sportler interessant.

Auf einen Blick

Nahrungsergänzung

Citrullin oder Citrullin-Malat

Einnahmeempfehlung

- Zur Steigerung der Durchblutung dreimal täglich 1000 bis 3000 Milligramm
- Zur Optimierung der sportlichen Leistungsfähigkeit 8 Gramm Citrullin-Malat etwa 30 bis 60 Minuten vor dem Training oder Wettkampf
- Meist in Form von Tabletten, Pulvern, vorgefertigten Energydrinks oder Pre-Workout-Supplements zur Leistungsoptimierung

D-Asparaginsäure

Asparaginsäure ist eine proteinogene, jedoch nicht-essenzielle Aminosäure. Sie ist auch unter der Bezeichnung Aspartat bekannt und kommt in besonders hohem Anteil in Sojaprotein vor. Als proteinogene Aminosäure befindet sich die Asparaginsäure jedoch in der natürlichen L-Form. Asparagin in seiner D-Form ist ein Testosteron-Modulator und wird in der Praxis daher auch häufig dafür eingesetzt. Speziell im Sport hofft man auf die testosteronsteigernde Wirkung von D-Asparaginsäure.

In einer Studie über zwölf Tage hinweg, während der täglich 3 Gramm D-Asparaginsäure verabreicht wurden, kam es bei Männern tatsächlich zu einer deutlichen Steigerung der Testosteronwerte .[51] Das Problem bei diesen Ergebnissen: Es ergibt sich lediglich ein kurzer Spitzenwert bei der Testosteronkonzentration, der jedoch nicht dauerhaft gehalten werden kann. Genau das wäre jedoch für einen produktiven Muskelaufbau oder eine Steigerung der sportlichen Leistungsfähigkeit notwendig. Dies zeigt sich auch in einer weiteren Untersuchung, während der Sportlern über 28 Tage hinweg D-Asparaginsäure verabreicht wurde, als Ergänzung zu einem Krafttrainingsprogramm. Die Supplementation zeigte keine Vorteile gegenüber der Kontrollgruppe.[52] Es kam zu keinen signifikanten positiven Veränderungen der Körperzusammensetzung, weshalb eine Supplementierung zur Steigerung des Muskelaufbaus eher sinnlos sein dürfte. Wenn überhaupt, kann ein Einsatz von D-Asparaginsäure zur Testosteronsteigerung nur dann empfohlen werden, wenn die Produktion dieses Hormons aufgrund lebensstilbedingter Stressoren eingeschränkt ist, beispielsweise wegen beruflichem Stress, wenig Schlaf oder einer langen und strikten Diätphase.

Ein anderer Einsatzbereich der D-Asparaginsäure ist die Behandlung von Männern mit eingeschränkter Zeugungsfähigkeit. Wie sich herausstellte, kann die Spermienqualität durch die Supplementierung mit D-Asparaginsäure verbessert werden.[53] Innerhalb von 90 Tagen verbesserte sich die Spermienqualität maximal um den Faktor 2. Dies betrifft sowohl die Anzahl als auch die Beweglichkeit der Spermien. Eine Supplementierung mit D-Asparaginsäure kann demzufolge Männern mit Zeugungsproblemen unter Umständen helfen.

Auf einen Blick

Nahrungsergänzung

D-Asparaginsäure

Einnahmeempfehlung

- Täglich zur Steigerung der Spermienzahl und -qualität in zwölf Zyklen, gefolgt von einer Woche Einnahmepause
- In Form von Tabletten oder Pulver; 2000 bis 3000 Milligramm täglich, aufgeteilt auf drei gleich große Dosierungen, am besten rund um die Hauptmahlzeiten

Glutamin

Glutamin ist eine semi-essenzielle Aminosäure. In gewissen Situationen übersteigt der akute Glutaminbedarf die Syntheseleistung des Körpers. Dann ist man auf die Glutaminzufuhr über die Nahrung angewiesen. Zwar übt Glutamin wichtige Funktionen in unserem Körper aus und ist an einigen Stoffwechselvorgängen beteiligt, ein wirklicher Nutzen einer Glutaminergänzung ergibt sich jedoch erst dann, wenn ein akuter Glutaminmangel besteht. Das ist vor allem bei Krankheit, Stress oder in intensiven Trainingsphasen der Fall. Ein Übertrainingszustand bei Sportlern geht beispielsweise in der Regel mit verringerten Glutaminwerten im Blut einher.[54] Ein Symptom dafür ist beispielsweise Immunschwäche als Begleiterscheinung von Übertraining. Auch die Infektanfälligkeit von Ausdauerathleten, die mit hohem Aufwand trainieren, wird zumindest teilweise auf verringerte Glutaminwerte im Plasma zurückgeführt.[55] Eine Supplementierung von Glutamin ist also immer dann sinnvoll, wenn das Immunsystem geschwächt ist. Insbesondere bei Verbrennungsopfern oder unmittelbar nach einer Operation wird häufig Glutamin verabreicht.[56]

Ein derzeit viel beachtetes Thema sind Darmerkrankungen, insbesondere das »Leaky Gut Syndrom«, bei dem es zur Durchlässigkeit der Darmwand kommt, was bei schwerem Verlauf nicht nur zu akuten Beschwerden führt, sondern auch zur Entstehung von Unverträglichkeiten bis hin zu Autoimmunerkrankungen. Die Darmzellen selbst »ernähren« sich zu einem nicht unerheblichen Teil von Glutamin. Eine intravenöse Zufuhr von Glutamin kann beim Leaky-Gut-Syndrom zu einer Besserung führen, orale Glutamingaben hatten jedoch selbst in hohen Mengen von über 20 Gramm keinen signifikanten Einfluss.[57,58]

Auf einen Blick

Nahrungsergänzung
L-Glutamin oder Glutaminpeptid

Einnahmeempfehlung
- Während Zeiten mit hohem körperlichem und psychischem Stress sowie bei Infektanfälligkeit
- Während intensiven Trainingsphasen
- Während oder nach einer Verletzung oder Krankheit zur Stimulierung des Immunsystems
- 5 bis 20 Gramm täglich, aufgeteilt auf mehrere Einzeldosierungen in Pulver- oder Tablettenform

Inwiefern eine Supplementierung mit Glutamin bei anderen entzündlichen Darmerkrankungen sinnvoll ist, kann nicht abschließend geklärt werden. Die meisten Untersuchungen mit oraler Glutaminzufuhr blieben diesbezüglich erfolglos.

Bei der Einnahme darf jedoch Glutamin nicht mit Glutaminsäure verwechselt werden. Vor allem im Bereich des Ammoniakstoffwechsels ist dies ein wichtiger Unterschied. Denn im Gehirn entsteht beim Abbau verschiedener Aminosäuren Ammoniak, das auf Nervenzellen eine giftige Wirkung haben kann. Einige neurodegenerative Erkrankungen können mit erhöhten Ammoniakwerten beziehungsweise einem reduzierten Ammoniakabbau in Verbindung gebracht werden. Die Eigensynthese von Glutamin erfolgt aus der Glutaminsäure, und dieser Syntheseprozess bewirkt einen Schutz vor dem giftigen Ammoniak.

Ähnliches ist auch bei Sportlern zu beobachten. Intensive und lange Trainingseinheiten führen ebenfalls zu erhöhten Ammoniakwerten im Körper. Eine regelmäßige Glutaminzufuhr kann hier zu einer Reduktion der Ammoniakwerte im Blut beitragen.[59] Viele Sportler setzen Glutamin außerdem ein, um die Ausschüttung des Wachstumshormons zu steigern. Bereits geringe Mengen Glutamin von gerade einmal 2 Gramm pro Dosierung führten innerhalb von 90 Minuten zu einem signifikanten Anstieg des Wachstumshormons im Blut.[60] Anders als bei anderen Anwendungen wurde diese Wirkung nach oraler Gabe beobachtet.

In der Biohacking-Szene wird Glutamin häufig vor dem Schlafengehen eingenommen, da es für die Produktion unterschiedlicher Neurotransmitter genutzt wird, unter anderem für die Gamma-Aminobuttersäure (GABA). GABA hat im Gehirn die Funktion des Neurotransmitters für inhibitorische Synapsen. Daher fördert Glutamin indirekt die Entspannung und einen tiefen und erholsamen Schlaf.

Glyzin

Glyzin ist eine nicht-essenzielle Aminosäure, die jedoch wichtige Aufgaben im menschlichen Körper übernimmt. Umso verblüffender ist, dass Glyzin speziell in der Fitness- und Krafttrainings-Szene einen eher schlechten Ruf hat. Dieser sollte sich jedoch auf die Art und Weise seiner Verwendung in manchen Nahrungsergänzungsmitteln beschränken und nicht Glyzin selbst. Dieses dient als wichtiger Stickstoffspender für die Synthese weiterer nicht-essenzieller Aminosäuren. Da der Proteingehalt eines Produktes anhand der in ihm enthaltenen Stickstoffmenge bestimmt wird, haben manche Hersteller Glyzin minderwertigen Proteinprodukten separat zugesetzt, um ihren Proteingehalt aufzubessern. Dieses Verfahren, als »Amino Spiking« bezeichnet, brachte Glyzin seinen zweifelhaften Ruf ein.

Glyzin ist jedoch von enormer Bedeutung für die Synthese von Bindegewebsproteinen – und für deren Schutz. Denn eine hohe Glyzinzufuhr über die Ernährung kann eine stark anti-katabole Wirkung auf das Bindegewebe haben, weshalb vor allem Menschen mit schwachem Bindegewebe und hart trainierende Sportler von Glyzin profitieren. Umgekehrt bedeutet das: Was mit »Schummeln« bei der Herstellung von Proteinkonzentraten begonnen hat, könnte für den Sportler sogar eher von Vor- als von Nachteil sein. In hoher Konzentration kommt Glyzin vor allem in Gelatine oder den im Kapitel über Proteine besprochenen kollagenen Proteinen vor.

Auf nüchternen Magen eingenommen können bereits sehr geringe Mengen Glyzin ausreichend sein, um stimmungsaufhellend zu wirken.[61] Das kann unter anderem auf die Umwandlung von Glyzin in Serin zurückgeführt werden, eine Vorstufe des Neurotransmitters Acetylcholin. Das kann vor allem für Alzheimerpatienten von Bedeutung sein. Denn gerade hier kann das Fortschreiten der Krankheit mit einem Acetylcholinmangel in Verbindung gebracht werden.

Häufig wird Glyzin auch gegen Schlafstörungen vor dem Zubettgehen eingesetzt. 3 Gramm Glyzin vor dem Schlafen können die Schlafqualität deutlich bessern. Gleichzeitig verringert es die Müdigkeit tagsüber und steigert die kognitive Leistungsfähigkeit während des Tages.[62] Demzufolge kann Glyzin während stressiger Lebensphasen helfen, am Abend gut zu entspannen und zu schlafen und gleichzeitig am Tag maximal leistungsfähig zu sein. Dieser Effekt sollte jedoch keine Ausrede bieten, keine Maßnahmen zu ergreifen, um den Stress zu reduzieren und seine Work-Life-Balance besser unter Kontrolle zu bringen. Denn einzelne Studien zeigen, dass der Effekt von Glyzin auf die Schlafqualität nicht von langer Dauer ist, sondern nur dann eintritt, wenn Glyzin vor dem Schlafen nur akut und nicht chronisch zugeführt wird.[63]

Ein großes Thema sind derzeit »Detox-Phasen«. Mit unterschiedlichen Tees und Smoothies soll der Körper »entgiftet« und »entschlackt« werden, Giftstoffe sollen so beispielsweise gebunden und aus dem Körper ausgeleitet werden. Doch das funktioniert in der Regel so nicht. Dennoch ist Entgiftung ein wichtiges Thema – wenngleich die Leber den Entgiftungsprozess selbst übernimmt. Besser als das Zuführen ominöser Detox-Lebensmittel ist es, die Leber bei der Entgiftung zu unterstützen, indem man ihr dafür benötigte Stoffe zur Verfügung stellt. Glyzin ist auch hier von entscheidender Bedeutung, da es Bestandteil von Glutathion ist, einem wichtigen Antioxidanz. Zusammen mit der Glutaminsäure und der Aminosäure Cystein kann Glyzin den natürlichen Entgiftungsprozess der Leber wirksam unterstützen.

Für Sportler kann eine etwas höhere Glyzinzufuhr von 6 Gramm interessant sein. In Studien konnte die Ausschüttung des Wachstumshormons deutlich gesteigert werden.[64]

Auf einen Blick

Nahrungsergänzung

Glyzin oder kollagene Proteine

Einnahmeempfehlung

- Auf nüchternen Magen zur Stimulation der Wachstumhormonausschüttung oder unmittelbar vor dem Schlafengehen
- 3 Gramm vor dem Schlafengehen zur Verbesserung der Schlafqualität
- 6 Gramm auf nüchternen Magen zur Optimierung der Wachstumshormonausschüttung
- 10 bis 20 Gramm kollagenes Protein täglich zum Schutz des Bindegewebes und zu »Detox-Zwecken«

Hydroxy-Methylbutyrat (HMB)

HMB ist eigentlich keine Aminosäure, sondern ein direkter Metabolit der verzweigtkettigen Aminosäure Leucin, weshalb es hier noch einmal gesondert angesprochen werden soll. HMB kommt vor allem im Sport und hier insbesondere in Kraftsport und Bodybuilding zum Einsatz. Der Grund dafür ist dessen antikataboles Potenzial. Man konnte beobachten, dass HMB den natürlichen »Protein-Turnover« im Körper direkt beeinflusst, indem es den Proteinabbau reduziert.[65] Inwiefern HMB die Proteinsyntheseaktivität direkt beeinflusst, bleibt umstritten. Ein Großteil der existierenden Studien weist keine Veränderung der Körperzusammensetzung nach, jedoch einen deutlichen Aufbau von Muskelmasse.[66,67] Selbst Untersuchungen, die positive Effekte in Bezug auf den Muskelaufbau zeigten, ergaben nur geringe Verbesserungen dieser Parameter und keinesfalls wirklich relevante Ergebnisse.[68,69] Lediglich eine Untersuchung zur freien Säure von HMB stellte massive Zuwächse an Kraft und Muskelaufbau fest, und zwar Zuwächse der fettfreien Masse von bis zu 12 Kilogramm innerhalb von zwölf Wochen und ein durchschnittlicher Zuwachs von 7 Kilogramm fettfreier Masse innerhalb des zwölfwöchigen Versuchszeitraums.[70] Diese Untersuchung gilt jedoch als sehr umstritten und wurde darüber hinaus von der Firma in Auftrag gegeben und finanziert, die ein solches HMB-Produkt anbietet und produziert.

Ähnlich verhält es sich mit den Studien zur Fettreduktion. Während einige wenige Ergebnisse nahelegen, dass HMB die Reduktion des Körperfettanteils unterstützen kann, ergab der Großteil der Untersuchungen keine signifikanten Veränderungen des Körperfettanteils.[71,72,73] Die häufig zu lesende Behauptung, HMB sei bis zu 20-mal stärker und effektiver als Leucin selbst, kann daher eher nicht bestätigt werden.

Einige wenige Untersuchungen und Anwender berichten eine Steigerung der Kraftleistungsfähigkeit und eine verkürzte Regenerationszeit nach intensiven Trainingseinheiten bei weniger Muskelkater.[74] Doch wie in allen anderen Bereichen der HMB-Forschung bleiben auch diese Aussagen umstritten, denn mindestens genauso viele Studien und Berichte von Anwendern führen zu der Annahme, dass isoliert zugeführtes HMB nur geringe bis gar keine Vorteile für den Sportler mit sich bringt.[75] Entscheidet man sich dennoch für eine HMB-Supplementierung, sollte man idealerweise auf die fortschrittlichere Variante der freien Säure von HMB zurückgreifen und nicht auf die HMB-Calcium-Salze. Die freie Säure wird vom Körper schneller und besser absorbiert.

Auf einen Blick

Nahrungsergänzung

HMB als freie Säure

Einnahmeempfehlung

- Unmittelbar vor dem Training oder an trainingsfreien Tagen über den Tag verteilt
- In 3-Gramm-Dosierungen, meist in Form von Tabletten oder Liquid Caps

L-Carnitin

L-Carnitin ist den meisten als »Fatburner« bekannt oder als Teil verschiedener Fitnessprodukte zum Fettabbau. Dies ist vor allem dadurch zu begründen, dass L-Carnitin wichtige Aufgaben im Fettstoffwechsel übernimmt. So können freie Fettsäuren in den Zellen ohne die Enzyme Carnitin Palmityl Transferase 1 und 2 nicht in die Mitochondrien gelangen, wo sie letztlich zur Energiebereitstellung verbrannt werden können. Bei L-Carnitin handelt es sich also weniger um einen wirklichen »Fatburner« als vielmehr um einen Fetttransporter.

Carnitin ist streng genommen keine Aminosäure, weshalb es hier eigentlich nicht gelistet sein sollte. Da es sich jedoch aus den beiden Aminosäuren Lysin und Methionin zusammensetzt, wird es mit bei den Aminosäuren aufgeführt.

Der Name Carnitin leitet sich vom lateinischen »carnis« ab, was »Fleisch« bedeutet – womit klar ist, in welchen Lebensmitteln Carnitin vorkommt. Veganer haben häufig einen niedrigeren Carnitinspiegel und müssen ihrem Körper ausreichend Substrat für eine Eigensynthese zuführen. Die Kombination aus Vitamin C, Eisen (muss von Veganern in der Regel über Nahrungsergänzungen eingenommen werden), Niacin und dazu eine akute Zufuhr von 5 Gramm der essenziellen Aminosäure Lysin kann die Carnitinwerte im Körper kurzfristig um 600 Prozent erhöhen.[76] Fraglich ist, ob der körpereigene Carnitinspiegel nicht generell in erster Linie durch eine geförderte Eigensynthese erhöht werden sollte. Zwar ist das Carnitin aus Fleisch grundsätzlich gut resorbierbar und verfügt über eine hohe Bioverfügbarkeit, jedoch geht bei der Zubereitung von Fleisch viel Carnitin verloren, insbesondere, wenn viel Flüssigkeit austritt.

Auch eine Supplementierung mit L-Carnitin kann angedacht werden. Allerdings muss man dessen eher minderwertige Bioverfügbarkeit bedenken. Während man darauf achten muss, sich eine ausreichend große Menge L-Carnitin zuzuführen, nimmt andererseits die Bioverfügbarkeit von L-Carnitin mit zunehmender Größe der Einzeldosierungen ab. Die dauerhafte Einnahme von Carnitin reduziert seine Bioverfügbarkeit noch weiter.[77] Entscheidend ist zudem, dass man sich die L-Form von Carnitin zuführt.

Die Wirkungen und Effekte von L-Carnitin sind allerdings vielfältig. Sie gehen weit über die eingangs angesprochene Eigenschaft von Carnitin als Fatburner hinaus. Genau genommen ist Carnitin sogar ein eher unterdurchschnittlicher Fettburner. Eine Supplementierung mit L-Carnitin erhöht den Fettabbau, verglichen mit einer Diät ohne L-Carnitin, nicht.[78] Vielmehr ist davon auszugehen, dass eine zusätzliche Zufuhr von L-Carnitin oder alternativ von Substraten zur Eigensynthese von Carnitin im Körper nur dann sinnvoll ist, wenn ein Mangel diagnostiziert wurde.

Vielversprechender scheint der Einsatz von L-Carnitin gegen Müdigkeit und Antriebslosigkeit zu sein, wie auch zur Steigerung der Leistungsfähigkeit bei Menschen mit reduzierter Muskelausdauer.[79] Für eine Verzögerung der Ermüdung bei sportlichen Höchstleistungen oder eine akute Leistungsverbesserung der Ausdauerleistungsfähigkeit scheint dies jedoch nicht zu gelten.[80] Anders könnte dies für kraftorientierte Sportarten beziehungsweise für Belastungen im anaeroben Bereich aussehen. Hier wurden eine leichte Leistungssteigerung und eine verringerte Laktatanhäufung aufgrund einer hochdosierten Gabe des Carnitinwirkstoffes beobachtet.[81] Allerdings konnte dieser Effekt nicht von allen Studien zu diesem Thema bestätigt werden.[82]

Für Sportler interessanter ist die Optimierung der Regenerationsfähigkeit durch Carnitin. Nach der Carnitin-Einnahme konnte man den Rückgang bestimmter Biomarker beobachten, die auf starke Muskelschäden hinweisen.[83] Insgesamt berichteten die Sportler auch von weniger Muskelkater und einer schnelleren Erholung nach intensiven Trainingseinheiten. Gleichzeitig kann Carnitin auch die Insulinsensibilität verbessern.[84] Das ist für Sportler nach dem Training interessant, wenn die Glykogenspeicher effektiver, schneller und effizienter wieder aufgefüllt werden sollen, vor allem aber auch für Menschen mit prä-diabetischen Symptomen sowie als ergänzende Therapie für Typ-2-Diabetiker. In entsprechenden Untersuchungen wurde jedoch die Carnitinzufuhr mit einer hypokalorischen Ernährungsform kombiniert. Bereits die Reduktion der Energiezufuhr allein führt zu einer Verbesserung der Insulinsensibilität. Wie stark der Einfluss des Carnitins dann wirklich ist, muss für unterschiedliche Personengruppen weiter geklärt werden.

Eine Sonderform des L-Carnitins, das Acetyl-L-Carnitin (ALCAR), kann zu einer Steigerung der kognitiven Fähigkeiten beitragen.[85] Wer also eine Möglichkeit sucht, seine geistigen Fähigkeiten zu verbessern, sollte es mit einer solchen Carnitinzufuhr probieren. Der Nachteil: Es gibt verhältnismäßig wenig Daten, die diesen Effekt auch bei jungen, gesunden Menschen nachweisen konnten. Der Großteil der verfügbaren Daten stammt von älteren Menschen mit Carnitinmangel oder unterschiedlichen Krankheitsbildern.

Hin und wieder hört man, dass Carnitin dazu in der Lage sein soll, den Testosteronspiegel signifikant zu erhöhen. Tatsächlich gibt es Tierstudien, die das teilweise zu belegen scheinen.[86] Allerdings ist die praktische Relevanz dieses Effekts zu vernachlässigen, denn durch die Zufuhr von Carnitin kann es zur Zunahme der Androgen-Rezeptordichte kommen, sodass das vorhandene Testosteron in größerer Menge andocken kann.

Eher kann die regelmäßige Zufuhr von L-Carnitin die Spermienqualität verbessern, was für Männer mit Zeugungsunfähigkeit relevant sein kann.[87] In solchen Fällen sollten regelmäßige Dosierungen von 3 Gramm täglich erfolgen, aufgeteilt auf drei Dosierungen à 1000 Milligramm.

Insgesamt betrachtet ist L-Carnitin eine interessante Substanz mit vielfältigen Wirkungen und Einsatzmöglichkeiten. Ein wirklicher Effekt stellt sich in der Regel allerdings nur dann ein, wenn ein Mangel an Carnitin festgestellt wurde.

Auf einen Blick

Nahrungsergänzung

L-Carnitin als Base, Acetyl-L-Carnitin oder L-Carnitin-Tartrat

Einnahmeempfehlung

- Regelmäßig in kleineren Dosierungen über den Tag verteilt, am besten zu einer Mahlzeit, da Insulin die Carnitinaufnahme in die Zelle fördern kann
- In Einzeldosierungen von maximal 1000 Milligramm pro Dosierung bei bis zu drei Dosierungen täglich

Lysin

Lysin ist eine essenzielle Aminosäure mit vielfältigem Nutzen für den menschlichen Körper. Ein Lysinmangel kann zu deutlichen Beeinträchtigungen der Proteinsyntheseaktivität führen. Vor allem Veganer sollten auf eine ausreichende Lysinzufuhr achten, da Lysin in einigen veganen Proteinquellen als limitierende Aminosäure gilt. Durch eine gute Kombination unterschiedlicher veganer Proteinquellen lässt sich dieses Problem jedoch vermeiden.

Zusammen mit Methionin ist Lysin die Grundlage für die Synthese von L-Carnitin. L-Carnitin wiederum hat wichtige Funktionen, vor allem im Bereich des Fettstoffwechsels. Ein Mangel an L-Carnitin kann zu unterschiedlichen negativen Symptomen führen, etwa Antriebslosigkeit oder kognitive Ermüdung.

Eine isolierte Lysingabe wird vor allem zur Behandlung von Herpesviren häufig eingesetzt. Eine tägliche Einnahme von 1000 Milligramm Lysin kann den Heilungsprozess von Herpesinfektionen deutlich beschleunigen.[88] Gleichzeitig kann Lysin die Wirkung von Arginin verstärken. Die Aufnahme von Arginin in die Zellen wird durch Lysin verzögert. Dadurch bleibt der Plasmaspiegel von Arginin höher und kann seine Wirkung länger entfalten.

Zudem kann Lysin möglicherweise präventiv oder auch therapeutisch gegen die Entstehung von Atherosklerose eingesetzt werden.[89] In einzelnen Fällen konnte eine Atherosklerose in ihrem Fortschreiten gehemmt und sogar umgekehrt werden. Demnach können Menschen mit kardiovaskulären Erkrankungen in besonderer Weise von einer Supplementierung mit Lysin profitieren.

Auf einen Blick

Nahrungsergänzung

Lysin oder Lysin-HCL

Einnahmeempfehlung

- Regelmäßig zu den Mahlzeiten
- Akut bei Herpesinfektionen über mehrere Tage 1000 Milligramm bis zum Abklingen der Herpesinfektion, anschließend 500 Milligramm täglich

Taurin

Taurin ist eine aminosäurenähnliche Verbindung ohne proteinogene Eigenschaften und kommt natürlich vor allem in Fleisch vor. Gebildet wird Taurin über den Stoffwechsel der beiden Aminosäuren Cystein und Methionin. Besonders häufig findet man Taurin auch als Zusatz sogenannter Energydrinks. Vor allem im Sport wird Taurin regelmäßig zu unterschiedlichen Zwecken eingesetzt. So kann Taurin beispielsweise dazu beitragen, das Schlagvolumen des Herzens zu erhöhen.[90] Das bedeutet, dass das Herz mit jedem einzelnen Herzschlag mehr Blut auswerfen und in die Peripherie bringen kann, was die Sauerstoff- und Nährstoffversorgung verbessert und die Herzfrequenz unter Belastung und in der anschließenden Regnerationsphase reduziert. Insgesamt bewirkt dies eine höhere Herzfrequenz-Reserve und mögliche leistungssteigernde Effekte. Allerdings basieren die meisten Berichte von leistungssteigernden Effekten auf persönlichen Erfahrungen von Sportlern. Aktuelle Daten hingegen können dies nicht durchweg belegen.[91]

Neben dem Einsatz im sportiven Bereich kann Taurin auch im Hinblick auf die gesundheitlichen Parameter eine interessante Wirkung entfalten, insbesondere im Bereich der kardiovaskulären Erkrankungen. Eine regelmäßige Zufuhr von 3 Gramm Taurin ergab eine Verbesserung der Herzarbeit bei Menschen mit Herzmuskelschwäche.[92]

Ebenfalls als positiv zu bewerten ist die mögliche leichte Erhöhung der Gewebedurchblutung durch die Einnahme von Taurin.[93] Wie bereits in den Abschnitten zu Arginin und Citrullin ausgeführt, ist dieser Effekt jedoch nicht stark genug, um den Bluthochdruck in relevantem Maße zu normalisieren.

Auf einen Blick

Nahrungsergänzung
Taurin

Einnahmeempfehlung

- Vor dem Training zur Erhöhung des Schlagvolumens des Herzens
- Regelmäßig eingenommen zur Verbesserung der Herzgesundheit und der Zeugungsfähigkeit
- Akut in hohen Mengen als Leberschutz beziehungsweise bei Lebererkrankungen
- Zur Optimierung der sportlichen Leistung 1000 Milligramm unmittelbar vor der sportlichen Belastung
- 3 bis 4 Gramm täglich über einen längeren Zeitraum bei Herzkrankheiten
- Bis zu 12 Gramm täglich bei Lebererkrankungen

Des Weiteren kann Taurin zum Schutz der Leber eingesetzt werden. Speziell bei Lebererkrankungen können hohe Taurindosierungen die Enzymwerte der Leber verbessern.[94] Ist die Einnahme lebertoxischer Medikamente erforderlich, kann Taurin in einer moderaten Dosierung von 4 Gramm den Schutz der Leber verbessern.[95] Und wer an einer »Detox-Kur« interessiert ist, kann der Leber mit Taurin einen weiteren Grundbaustoff liefern, der chemische Reaktionen zur Entgiftung der Leber unterstützt.

Einmal mehr können auch Menschen mit prä-diabetischen Symptomen oder bereits vorhandenem Typ-2-Diabetes profitieren. Denn auch für Taurin konnte eine Verbesserung der Insulinsensibilität nachwiesen werden, bei gleichzeitiger Optimierung des Fettstoffwechsels durch Erreichen einer effizienteren Mitochondrienfunktion.[96,97] Für Männer scheint Taurin von besonderer Bedeutung zu sein, weil Taurin zu einer Verbesserung der Zeugungsfähigkeit und der Spermienqualität führen kann.[98] Dafür sind keine allzu hohen Dosierungen notwendig – wichtiger ist wohl die regelmäßige und kontinuierliche Einnahme.

Tryptophan

Tryptophan ist eine essenzielle Aminosäure. Sie kann in 5-Hydroxy-Tryptophan umgewandelt werden und ist damit direkte Vorstufe für Serotonin. Serotonin hilft uns zu entspannen und hat eine aufheiternde und beruhigende Wirkung. Dadurch ist Serotonin dazu in der Lage, Stressreaktionen abzumildern, sodass stressige Situationen als weitaus weniger belastend empfunden werden. Serotoninmangel hingegen kann verstärkt zu Depressionen und Aggressionen führen. Auch ein häufigeres Auftreten von Essanfällen konnte unter Serotoninmangel beobachtet werden.[99]

Tryptophan wird am besten auf nüchternen Magen genommen, als Einschlafhilfe etwa drei bis vier Stunden nach der letzten proteinhaltigen Mahlzeit. Das ist wichtig, weil vereinzelte Aminosäuren wie beispielsweise die BCAA die Tryptophanaufnahme ins Gehirn hemmen. Da Tryptophan auch im Melatoninstoffwechsel aktiv ist, sorgt es für gute Nachtruhe. Denn Melatonin, das in der Epiphyse im Gehirn aus Serotonin gebildet wird, regelt den menschlichen Tag-Nacht-Rhythmus. Die Melatoninbildung wird durch Licht gehemmt. Wenn diese Hemmung mit einsetzender Dunkelheit aufgehoben wird, werden wir müde. Um gut zu schlafen, sollten wir uns also abends nicht unnötig lange der Helligkeit aussetzen, weil diese den Tag-Nacht-Rhythmus empfindlich stören kann.

Ein Vorteil der Tryptophan-Einnahme zur Verbesserung der Schlafqualität ist der ausbleibende Hangover (Kater) am nächsten Tag. Viele Schlafmittel verbessern zwar die Schlafqualität, doch am Folgetag zeigen sich häufig Nebenwirkungen wie verstärkte Müdigkeit. Tryptophan hat eine Wirkungsdauer von maximal fünf Stunden. Somit sind keine negativen Nebenwirkungen am Folgetag zu erwarten.

Eine noch bessere Wirkung erhält man durch die direkte Zufuhr von 5-Hydroxy-Tryptophan. Neben einer verbesserten Schlafqualität konnte bei hohen Dosierungen von bis zu 1000 Milligramm 5-Hydroxy-Tryptophan eine appetithemmende Wirkung beobachtet werden.[100] Aufgrund seiner stärkeren Wirkung muss 5-Hydroxy-Tryptophan in deutlich geringerer Dosierung angewendet werden als Tryptophan.

Auf einen Blick

Nahrungsergänzung

Tryptophan oder 5-Hydroxy-Tryptophan

Einnahmeempfehlung

- Auf nüchternen Magen oder mindestens drei bis vier Stunden nach einer proteinreichen Mahlzeit
- Bis zu 2000 Milligramm Tryptophan als Einschlafhilfe oder 150 bis 300 Milligramm 5-Hydroxy-Tryptophan
- 600 bis 1000 Milligramm 5-Hydroxy-Tryptophan zur appetitreduzierenden Wirkung

Tyrosin

Tyrosin ist eine semi-essenzielle Aminosäure und wird aus der essenziellen Aminosäure Phenylalanin hergestellt. Kommt es zu einem Mangel an Phenylalanin, wird Tyrosin vorübergehend zu einer essenziellen Aminosäure. Dieses Szenario ist aber eher theoretischer Natur und kommt in der Praxis kaum vor.

Besonders relevant ist Tyrosin als Vorstufe des Neurotransmitters Dopamin. Dopamin wirkt stimmungsaufhellend und ist eine direkte Vorstufe von Adrenalin und Noradrenalin. Diese beiden Hormone haben einen anregenden Effekt und bringen den Körper in einen vom Sympathikus dominierten Zustand. Weitere Stoffe wie beispielsweise Koffein regen die Adrenalinausschüttung ebenfalls an. Daher ist es nicht verwunderlich, dass Tyrosin die Wirkung weiterer Stimulanzien, mit denen es kombiniert wird, verstärkt. Dieser Effekt tritt vor allem bei der Einnahme auf nüchternen Magen sowie bei ausreichend hoher Dosierung ein. In der Praxis werden bis zu 10 Gramm empfohlen.

Tyrosin hat jedoch nicht nur aufputschende Wirkung, sondern kann sogar als Adaptogen wirken, indem es das Empfinden von Stressreaktionen reduziert. So konnte gezeigt werden, dass Tyrosin, unmittelbar vor einer akuten Stresssituation eingenommen, die kognitive Leistungsfähigkeit während der Stresssituation verbessern kann.[101] Diese Eigenschaft macht Tyrosin vor allem für geistig stark geforderte Personen mit hohem beruflichem Stresslevel interessant. Ein dauerhafter Nutzen über die Stresssituation hinaus scheint jedoch nicht zu bestehen.

Menschen mit chronischen Depressionen und einem nachgewiesenen Dopaminmangel im Gehirn könnten auch von einer zusätzlichen Tyrosinzufuhr als ergänzender Therapie profitieren.[102] Hier verhält es sich aber genau umgekehrt wie bei dem Anwendungsfall zuvor: Akute Depressionen scheinen durch Tyrosin nicht gelindert werden zu können.[103]

Da auch die stoffwechselbestimmenden Schilddrüsenhormone aus Tyrosin und Jod gebildet werden, kann es speziell während einer Diätphase oder bei Schilddrüsenunterfunktion hilfreich sein, mit Tyrosin zu supplementieren. Allerdings sollte das, vor allem bei einer diagnostizierten Schilddrüsenunterfunktion, nicht auf eigene Faust, sondern stets in Absprache mit einem Mediziner erfolgen. Einen wissenschaftlichen Nachweis über die absolute Wirksamkeit einer solchen Therapie existiert jedoch nicht.

Auf einen Blick

Nahrungsergänzung

Tyrosin oder N-Acetyl-L-Tyrosin

Einnahmeempfehlung

- Am besten auf nüchternen Magen oder unmittelbar vor Stresssituationen
- 1 bis 10 Gramm, je nach Zielsetzung, mit einer durchschnittlichen Einnahme von 1 bis 3 Gramm täglich
- Als aufputschende Kombination zusammen mit weiteren Stimulanzien wie Koffein

Mineralstoffe

Bei Mineralstoffen handelt es sich um anorganische Verbindungen, die der Körper nicht selbst herstellen kann. Sie sind essenziell und müssen somit über die Nahrung konsumiert werden. Die Aufgaben der Mineralstoffe sind vielfältig. Einzelne dieser Verbindungen, wie etwa Magnesium, sind an über 300 Stoffwechselvorgängen im menschlichen Körper beteiligt – was den Stellenwert einer ausreichenden Zufuhr verdeutlicht. In der Praxis werden diese Mineralstoffe häufig vernachlässigt oder durch eine simple All-in-one-Vitamintablette abgedeckt. Doch beide Szenarien sind nicht optimal.

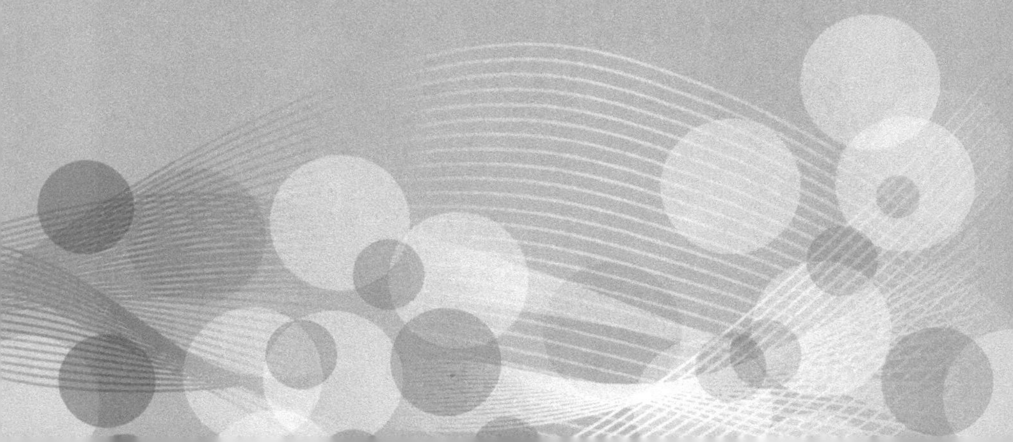

Mengenelemente und Spurenelemente

Die Mineralstoffe werden in zwei Untergruppen eingeteilt: Mengenelemente und Spurenelemente. Die jeweiligen Namen drücken Bedarf und Vorkommen der einzelnen Mineralstoffe bereits treffend aus: Mengenelemente kommen im Körper in höherem Ausmaß vor als Spurenelemente, die man nur in geringen Mengen findet. Die genaue Definition lässt sich anhand des Körpergewichts ermitteln: Mengenelemente machen über 0,01 Prozent des Körpergewichts aus, Spurenelemente liegen unterhalb dieses Wertes.

Mengenelemente

- Calcium
- Kalium
- Magnesium
- Natrium
- Phosphor

Spurenelemente

- Chrom
- Cobald
- Eisen
- Jod
- Kupfer
- Mangan
- Molybdän
- Selen
- Silicium
- Zink

Auf den folgenden Seiten sollen die für den Menschen wichtigsten Mineralstoffe genauer besprochen werden. Zwar sind alle genannten Mengen- und Spurenelemente essenziell, doch nicht bei all diesen chemischen Verbindungen ist es sinnvoll, sie über Nahrungsergänzungen zu supplementieren.

Calcium

Calcium ist in erster Linie als Knochenmineral bekannt, da ein Großteil der Knochensubstanz aus Calcium besteht. Aber auch weitere Strukturen im menschlichen Körper haben einen hohen Calciumanteil, wie etwa der Zahnschmelz. Zusammen sind in Knochen und Zähnen rund 99 Prozent der im menschlichen Körper enthaltenen 1 bis 2 Kilogramm Calcium eingebunden.

Calcium wird in erster Linie mit der Entstehung beziehungsweise Prävention von Osteoporose in Verbindung gebracht. Da vor allem Frauen nach der Menopause ein erhöhtes Osteoporoserisiko aufweisen, wird bereits jungen Frauen empfohlen, vorbeugend ausreichend Calcium über die Nahrung aufzunehmen. Dabei wird jedoch häufig vernachlässigt, dass in der Regel weder ein alleiniger Calciummangel zum Ausbruch dieser Knochenabbauerkrankung führt noch es als Prävention ausreicht, lediglich mit Calcium zu supplementieren.[104] Denn ohne Vitamin D3 beispielsweise kann Calcium nicht ordnungsgemäß in die Knochenmatrix aufgenommen werden und auch weitere Faktoren wie beispielsweise regelmäßiges Krafttraining spielen eine nicht zu unterschätzende Rolle.[105]

Interessanterweise ist es vor allem das restliche 1 Prozent Calcium im Körper, das auf vielfältige Weise positive Wirkung entfaltet. So ist Calcium auch für optimale Muskelkontraktionen unentbehrlich, da es die Ausschüttung des Neurotransmitters Acetylcholin stimulieren kann.[106] Acetylcholin ist wiederum wichtiger Botenstoff, um eine Muskelkontraktion überhaupt erst einzuleiten, was den Einsatz von Calciumpräparaten bei Sportlern in vielerlei Hinsicht rechtfertigt und erklärt. Umgekehrt spielt Calcium auch wieder eine Rolle bei der Optimierung der Regenerationsfähigkeit, wenngleich die wichtigere Rolle hierbei ein anderes Mengenelement, das Magnesium, spielt.

Auch wem daran gelegen ist, den Körperfettanteil zu reduzieren, der sollte auf eine ausreichende Calciumzufuhr achten. Denn Calcium kann den Fettabbau deutlich beschleunigen, was in isolierter Calciumgabe im Tierversuch ebenso beobachtet wurde wie in Humanstudien, wo die Calciumzufuhr vor allem über Milchprodukte erhöht wurde.[107,108] Dieser positive Effekt scheint sich jedoch eher bei der Behebung eines akuten Calciummangels bemerkbar zu machen als bei einer zusätzlichen Calciumzufuhr.[109]

Weitere wichtige Funktionen, die durch Calcium geregelt werden, sind die Aktivierung unterschiedlicher Enzymsysteme sowie die Regulierung des pH-Wertes. Daher wird mit einer »Übersäuerung« meist ein Abbau von Knochenmasse und die Entstehung von Osteoporose assoziiert. Sinkt der pH-Wert im Blut nämlich zu stark ab, muss Calcium unter anderem aus der Knochensubstanz herausgelöst werden, um eine Azidose genannte Übersäuerung zu vermeiden und den gesunkenen pH-Wert wieder in den Optimalbereich zu puffern. Versorgt man sich jedoch ausreichend mit Calcium und weiteren alkalisch wirkenden Lebensmitteln, allen voran Obst und Gemüse, ist nicht mit derartigen Problemen zu rechnen.

Entscheidend ist, dass Calcium korrekt aufgenommen wird. Denn bestimmte Verbindungen wie etwa Phosphat, Phytinsäure oder

Oxalsäure behindern und hemmen die Calcium-Aufnahme.[110] Das macht die Calciumversorgung für Veganer besonders kritisch. Denn auch wenn häufig argumentiert wird, dass gerade in pflanzlichen Lebensmitteln teilweise hohe Mengen Calcium zu finden sind, wird gerade dieses Calcium zu einem nicht unerheblichen Teil wieder ausgeschieden. Die gleichzeitige Gabe unterschiedlicher Zuckeralkohole hat sich in diesem Zusammenhang als förderlich für die Calciumaufnahme im Darm erwiesen.[111]

Auf einen Blick

Nahrungsergänzung

Calcium in Citratform für eine optimale Bioverfügbarkeit

Einnahmeempfehlung

- Am besten zu einer Mahlzeit mit Milchprodukten oder einem moderaten Kohlenhydratanteil, da dies die Absorption fördert
- 800 bis 1000 Milligramm täglich

Chrom

Chrom ist ein Spurenelement, das im Glukosestoffwechsel eine wichtige Rolle spielt. Es kann die Insulinsensibilität der Zellen verbessern, wodurch diese empfindlicher auf Insulin reagieren und die Signale der Insulinwirkung am Insulinrezeptor schneller ans Zellinnere weiterleiten. Das bedeutet, dass für die gleiche Menge konsumierter Kohlenhydrate bei einer hohen Insulinsensibilität weniger Insulin benötigt wird. Das macht eine Ergänzung mit Chrom vor allem bei Bestehen des prä-diabetischen Zustands oder für Typ-2-Diabetiker interessant. Insbesondere bei davon Betroffenen konnte eine Absenkung des Nüchternblutzuckerspiegels beobachtet werden.[112] Dieser Effekt ist auf eine verstärkte Bindungsaffinität von Insulin am Insulinrezeptor zurückzuführen. Exakt dieser Effekt hat auch Sportler auf den Plan gerufen. Sie erhoffen sich in der Regel eine verbesserte Nährstoffaufnahme in die Muskelzellen und dadurch einen verstärkten Muskelaufbau ohne zusätzlichen Fettaufbau. Das sogenannte »Nutrition Partitioning« soll durch eine regelmäßige Chromzufuhr verbessert werden. Das bedeutet, es soll gezielt gesteuert werden, wo welche Nährstoffe im Körper gespeichert und verstoffwechselt werden. Hierfür sind sowohl ein hoher Testosteronspiegel als auch eine hohe Insulinsensibilität ausschlaggebend. Die Supplementierung mit Chrom scheint jedoch keine Bedeutung zu haben und führt entgegen theoretischen Spekulationen nicht zu einem relevanten Neuaufbau von Muskelmasse.[113]

Zudem stellt die Bioverfügbarkeit von Chrom ein Problem dar, denn seine Absorptionsrate ist äußerst gering. Lediglich als Chrom-Picolinat scheint Chrom eine hohe Bioverfügbarkeit aufzuweisen. Wie sich jedoch herausstellte, hat diese Zusatzverbindung in hoher und/oder regelmäßiger Dosierung toxische Wirkung, bis hin zu einer DNA-Schädigung mit der Gefahr von Mutationen.[114] In Anbetracht der Tatsache, dass die meisten dem Chrom zugeschriebenen Wirkungen kaum wissenschaftlich abgesichert sind, empfiehlt es sich, nur bei einem akuten Chrommangel mit diesem Spurenelement zu supplementieren, und auch dann nur unter ärztlicher Aufsicht und in Form der anorganischen Chrom-Chlorid-Verbindung, deren Bioverfügbarkeit zwar deutlich geringer ausfällt, die jedoch weitaus weniger Nebenwirkungen mit sich bringt.

Auf einen Blick

Nahrungsergänzung

Chrom-Chlorid

Einnahmeempfehlung

- Aufgrund der positiven Effekte von Chrom auf den Glukosestoffwechsel sollte man es sich zusammen mit einer kohlenhydratreichen Mahlzeit zuführen.
- 600 bis 1000 Milligramm Chrom täglich, aufgeteilt auf zwei bis drei Einzeldosierungen

Eisen

Das Spurenelement Eisen wird vor allem für die Bildung von Hämoglobin und Myoglobin benötigt. Hämoglobin ist der rote Blutfarbstoff, der in erster Linie für den Sauerstofftransport im Blut erforderlich ist. Der Sauerstoff wird über die Lungen aufgenommen und an Hämoglobin gebunden in der Peripherie verteilt. Myoglobin ist ein Muskelprotein. Es übernimmt den Sauerstoff vom Hämoglobin im Blut und versorgt anschließend damit die Muskulatur.

Doch nicht alles Eisen im Körper befindet sich als Hämoglobin im Blut. Auch in der Leber, in der Milz und in den Zellen der Darmschleimhaut befindet sich Eisen. Eine Unterversorgung an Eisen geht einher mit einer Blutarmut und daraus resultierenden weiteren Symptomen wie Müdigkeit, Abgeschlagenheit, Konzentrationsschwierigkeiten und Antriebslosigkeit – um nur einige davon zu nennen.[115] Überdosierungen dieses Spurenelements können zu Schwermetallvergiftungen führen.[116] Vor allem Neurodegenerative Erkrankungen sowie DNA- und Organschäden können die Folge sein. Eine Supplementierung sollte daher am besten unter Beobachtung eines Mediziners stattfinden und nach einer entsprechenden Blutanalyse erfolgen.

Problematisch ist eine ausreichend hohe Eisenversorgung vor allem für Vegetarier und Veganer. Die Bioverfügbarkeit pflanzlicher Eisenquellen ist als eher suboptimal einzustufen. Nur rund 10 Prozent des über pflanzliche Lebensmittel zugeführten Eisens werden vom Körper aufgenommen, wohingegen etwa 30 Prozent der Eisenzufuhr aus Fleisch absorbiert werden. Hinzu kommt, dass manche Nahrungsmittel wie Kaffee, schwarzer Tee oder ein hoher Ballaststoffgehalt die Eisenaufnahme im Darm deutlich hemmen.[117,118,119]

Um die Absorptionsrate zu steigern, sollte die Eisenzufuhr idealerweise um eine Vitamin-C-Quelle ergänzt werden,[120] was der Grund für die gängige Empfehlung ist, Eisentabletten mit einem Glas Orangensaft einzunehmen. Diese Kombination unterstützt zudem den Aufbau von Kollagenstrukturen im Bindegewebe.[121] Auch der Einfluss von Eisen auf bestimmte Enzyme und das Immunsystem setzt eine ausreichend hohe Vitaminzufuhr voraus.[122]

Auf einen Blick

Nahrungsergänzung

Eisen

Einnahmeempfehlung

- Zusammen mit einer Vitamin-C-haltigen Mahlzeit
- 8 bis 10 Milligramm für Männer
- 15 bis 18 Milligramm für Frauen (inklusive des in der Nahrung enthaltenen Eisens)

Jod

Jod ist ein sehr wichtiges Spurenelement und spielt vor allem im Bereich der kognitiven Fähigkeiten und der Entwicklung des Fötus eine wichtige Rolle. Es wird maßgeblich in der Schilddrüse gespeichert.[123] Jodmangel kann neurologische Schäden im Gehirn verursachen und die Aktivierung der Schilddrüsenhormone hemmen, was den Stoffwechsel massiv beeinträchtigen kann.[124] Eine Supplementierung mit Jod ist jedoch in der Regel nicht notwendig. Durch die Anreicherung von Speisesalz mit Jod wird in der westlichen Welt einem Jodmangel entgegengewirkt. Lediglich wer keinen Fisch und keine Meeresfrüchte isst und nahezu vollständig auf Salz verzichtet, sollte sich über eine Jodzufuhr ernsthaft Gedanken machen. Diese sollte jedoch am einfachsten über jodiertes Speisesalz erfolgen. Sollte eine Überdosierung auftreten, wird sie in der Regel vom Körper schnell wieder ausgeglichen, weshalb es keinen Sinn hat, sich größere Mengen Jod zuzuführen.

Auf einen Blick

Nahrungsergänzung

Jod

Einnahmeempfehlung

- In Kombination mit einer Mahlzeit
- 75 bis 150 Mikrogramm täglich mit jodiertem Speisesalz oder durch den Konsum von Fisch

Kalium

Kalium ist ein Mengenelement, das hauptsächlich intrazellulär auftritt und der natürliche Gegenspieler von Natriums ist. Es kommt im menschlichen Körper in einer Menge von rund 150 Gramm vor. In seiner Rolle als Natriumgegenspieler hat Kalium mit die Aufgabe, den osmotischen Druck der Zellen im Gleichgewicht zu halten. Somit ist es auch an der Regulierung des Blutdrucks beteiligt. Vor allem für die Herzgesundheit ist Kalium ein wichtiger Mineralstoff. So konnte gezeigt werden, dass eine ausreichende Kaliumzufuhr das Herzinfarktrisiko drastisch reduzieren kann beziehungsweise dass umgekehrt das Herzinfarktrisiko bei Kaliummangel anzusteigen scheint.[125,126] Das darf jedoch nicht zu der Annahme führen, dass mehr Kalium automatisch »besser« und gesünder ist als weniger, denn eine Überdosierung kann zu starken Herzrhythmusstörungen und bis hin zum Tod führen.[127] Eine Kaliumsupplementierung sollte daher nicht leichtfertig erfolgen. Aus diesem Grund sind hochdosierte Kaliumpräparate apotheken- oder teilweise auch verschreibungspflichtig. Besonders riskant ist eine hohe Kaliumzufuhr außerdem für Patienten mit Nierenproblemen oder einer diagnostizierten Niereninsuffizienz, bei denen Kalium die Nieren stark schädigen kann.[128]

Solche Schädigungen und gesundheitlichen Probleme sind jedoch wohl nicht allein auf eine hohe Kaliumzufuhr zurückzuführen. Als viel problematischer erweist sich ein rascher Anstieg der Kaliumkonzentration im Blut. Dieser ist nicht durch den Konsum kaliumhaltiger Lebensmittel wie unterschiedliche Obst- und Gemüsesorten zu erreichen, sondern einzig und allein durch die Zufuhr isolierter Kaliumpräparate. Auf der sicheren Seite bleibt man, wenn man verstärkt auf eine Kaliumzufuhr über eine gesunde Ernährung achtet. Dann ist eine zusätzliche Zufuhr von Nahrungsergänzungen nicht mehr notwendig.

Ist die ausreichende Zufuhr sichergestellt, kann Kalium indirekt die Knochendichte erhöhen, indem es das Calcium im Körper hält und vor Ausscheidung bewahrt. Je geringer der Kaliumwert im Körper, desto höher die Calciumausscheidung über den Urin.[129] Insbesondere Frauen sollten neben einer ausreichenden Calciumzufuhr darauf achten, ausreichend Obst und Gemüse zu essen.

Auch Sportler profitieren von einer kaliumreichen Ernährung, weil Kalium die Glykogenspeicherung in Muskeln und Leber positiv beeinflusst und sich außerdem in Zellmembranen befindet, wo es wichtige Aufgaben bei der Nerv-Reiz-Weiterleitung und der Muskelkontraktion erfüllt,[130] ein weiterer Grund, weshalb eine sinnvolle Sporternährung ausreichende Mengen Obst und Gemüse enthalten sollte. Besonders wichtig ist eine hohe Kaliumzufuhr vor allem bei starkem Konsum von Kaffee, Alkohol oder Kochsalz oder in besonders stressigen Situationen, weil es in allen diesen Fällen zu einem verstärkten Kaliumabbau kommt.

Auf einen Blick

Nahrungsergänzung

Kalium, am besten über die natürliche Ernährung in Form von Obst und Gemüse

Einnahmeempfehlung

- Mit einer vollständigen Mahlzeit
- 4000 bis 6000 Milligramm

Magnesium

Magnesium ist ein weiteres Mengenelement, das an zahlreichen Stoffwechselprozessen – über 300 – beteiligt ist. Der Großteil des im Körper gespeicherten Magnesiums befindet sich, ähnlich wie beim Calcium, in der Knochensubstanz. Während jedoch etwa 99 Prozent des Calciums in Knochen und Zahnschmelz gespeichert sind, sind es beim Magnesium nur etwa 60 Prozent. Der Rest ist an den angesprochenen wichtigen Funktionen, unter anderem im Enzymstoffwechsel der Energiebereitstellung, beteiligt. Insbesondere im Glykogenstoffwechsel und während der Glykolyse, dem Abbau von Glukose zu ATP, spielt Magnesium eine zentrale Rolle.[131] Magnesiummangel äußert sich daher häufig in Form von Müdigkeit. Doch auch das genaue Gegenteil kann der Fall sein: auch Schlafstörungen und Schlaflosigkeit sowie eine Art innerer Unruhe können durch Magnesiummangel verursacht sein. Der Grund hierfür ist derselbe, weshalb Magnesium auch zur Lösung von Muskelkrämpfen empfohlen wird: Magnesium hemmt die Freisetzung von Acetylcholin und senkt somit den Muskeltonus.[132]

Wer an Einschlaf- oder Durchschlafstörungen leidet, kann daher versuchen, diese durch Magnesiumsupplementierung zu beheben. Eine Verbesserung der Schlafqualität ist sehr wahrscheinlich.[133]

Äußerst entscheidend bei der Einnahme eines Magnesiumpräparates ist die Qualität beziehungsweise die Form des zugeführten Magnesiums. Anorganische Formen von Magnesium, etwa Magnesiumoxid oder Magnesiumchlorid, werden vom Körper nur schlecht aufgenommen. In großen Mengen aufgenommen verursachen sie Magen-Darm-Beschwerden, wie etwa Bauchkrämpfe oder Durchfall. Organisch gebundene Magnesiumformen besitzen eine deutlich höhere Bioverfügbarkeit und haben selbst bei Einnahme in größeren Mengen nur sehr geringe Nebenwirkungen auf den Magen-Darm-Trakt. Vor allem Magnesiumcitrat und Magnesiumbisglycinat sind empfehlenswert. Letzteres eignet sich besonders zur Einnahme vor dem Schlafengehen, denn das enthaltene Glycin hat ebenfalls eine entspannende Wirkung.

Vor allem Sportler sind auf eine Zufuhr einer magenverträglichen Variante angewiesen. Der Bedarf an Magnesium steigt beim Sportler stark an, da es bei den energiebereitstellenden Prozessen verbraucht wird und zudem über den Schweiß verloren geht. Einige Sportler nehmen täglich bis zu 1000 Milligramm ein – zusätzlich zum Magnesium aus der täglichen Ernährung. Die Deutsche Gesellschaft für Ernährung (DGE) empfiehlt hingegen dem gesunden Normalbürger eine tägliche Zufuhr von nur 375 Milligramm inklusive des über die Nahrung aufgenommenen Magnesiums.

Auch Menschen im prä-diabetischen Zustand stellt sich die Frage, ob Magnesium zusätzlich zugeführt werden soll. Wie sich zeigte, kann eine zusätzliche Supplementierung mit Magnesium die Insulinsensibilität dieser Menschen verbessern und die Funktion der Bauchspeicheldrüse unterstützen.[134,135] Außerdem kann Magnesium den Blutdruck messbar senken.[136] Dies trifft jedoch vor allem dann zu, wenn erhöhter Blutdruck besteht oder Magnesiummangel diagnostiziert wurde.

Erneut profitieren speziell Frauen von einer ausreichenden Magnesiumversorgung. Denn wie bereits erwähnt, wird ein großer Teil des im Körper enthaltenen Magnesiums in den Knochen gespeichert. Damit erhöht sich die Knochendichte. Eine Magnesiumzufuhr über die Nahrung und über Nahrungsergänzungsmittel hat darauf einen direkten Einfluss und kann die Mineraliendichte im Knochen steigern.[137]

Männer hingegen erhoffen sich durch eine zusätzliche Einnahme von Magnesium, die körpereigenen Werte des männlichen Geschlechtshormons Testosteron, in Kombination mit weiteren Mineralien sowie Vitaminen, positiv beeinflussen zu können. Dies wird in den Medien immer wieder thematisiert. Ein wissenschaftlicher Nachweis dafür steht jedoch noch aus.[138] Das gilt sowohl für Magnesium allein als auch in Kombination mit Zink und Vitamin B6.[139]

Auf einen Blick

Nahrungsergänzung

Magnesiumcitrat oder Magnesiumbisglycinat

Einnahmeempfehlung

- Mit einer vollständigen Mahlzeit oder vor dem Schlafengehen
- 200 bis 400 Milligramm täglich, in Extremsituationen wie beim Leistungssport bis zu 1000 Milligramm täglich zusätzlich, dann jedoch unter medizinischer Kontrolle

Selen

Selen ist ein Spurenelement, welches nur in geringen Mengen über die Nahrung zugeführt werden muss, dafür jedoch eine starke Wirkung entfalten kann. So ist Selen beispielsweise ein wichtiger Bestandteil des Enzyms Glutathion-Peroxidase. Das wiederum übernimmt wichtige Aufgaben bei der Reduktion von oxidativem Stress und ist somit wichtiger Bestandteil des antioxidativen Potenzials. Außerdem spielt Selen eine bedeutende Rolle bei der Umwandlung des Schilddrüsenhormons T4 in die aktive Form T3. Da Mangelzustände jedoch kaum zu beobachten sind und Überdosierungen Nebenwirkungen wie Haarausfall, Müdigkeit und Übelkeit mit sich bringen können, ist eine Supplementierung in der Regel nicht angebracht. Sinnvoller ist eine ausreichende Zufuhr selenhaltiger Lebensmittel wie Hefe, Eier, Oliven und Pilze. Warum Selen dennoch hier angesprochen wird, ist sein möglicher Einsatz im Leistungssport, wenn hohe Trainingsumfänge absolviert werden müssen, die zu erhöhtem oxidativen Stress führen können.

Auf einen Blick

Nahrungsergänzung

Selen

Einnahmeempfehlung

- Mit einer vollständigen Mahlzeit
- In Form natürlicher Nahrungsmittel oder 0,2 Milligramm täglich als Nahrungsergänzungsmittel

Zink

Zink ist ähnlich wie Magnesium an einer Vielzahl enzymatischer Wirkungen und Abläufe beteiligt. Über 300 Enzymreaktionen können direkt mit dem Spurenelement Zink in Verbindung gebracht werden. Besonders von Bedeutung ist es für den Energiestoffwechsel, vor allem den der Proteine und Kohlenhydrate. Kein Wunder also, dass Zink vor allem unter Sportlern als Nahrungsergänzung sehr beliebt ist. Auch der Fakt, dass etwa 60 Prozent der im Körper gespeicherten Zinkmengen im Muskel zu finden sind, trägt hierzu sicherlich bei – und natürlich die Tatsache, dass Sportler tatsächlich einen erhöhten Zinkbedarf aufweisen. Denn hohe Trainingsumfänge mit ebenfalls hoher Trainingsintensität, wie im Leistungssport üblich, können zu einem vorübergehenden Zinkmangel führen, der sich dann in verminderten Testosteronwerten äußern kann. Eine Zinkzufuhr kann diese Werte erhöhen.[140] Außerdem kann das Verhältnis von Testosteron zu Östrogen verstärkt in Richtung Testosteron verschoben werden. Das ist auf eine Hemmung der Aktivität des Enzyms Aromatase zurückzuführen. Dieses Enzym führt zu einer Umwandlung von hohen Testosteronwerten in das weibliche Geschlechtshormon Östrogen. Das wiederum hat in vielen Fällen zur Folge, dass Sportler enorme Mengen Zink supplementieren, in der Hoffnung, dadurch einen noch stärkeren Effekt erreichen zu können. Hohe Dosierungen rufen jedoch schnell Nebenwirkungen hervor, von Übelkeit und Brechreiz bis hin zu verschlechterten Blutfettwerten. Eine hohe Dosierung von Zink ist in der Regel nur in akuten Fällen sinnvoll, etwa bei Erkältungskrankheiten. Hier kann Zink zu einer leicht beschleunigten Erholung beitragen.[141] Jedoch gilt erneut: In erster Linie soll ein Zinkmangel verhindert werden.

Zur Optimierung der Insulinsensibilität und des Nüchterninsulinwertes ist eine Supplementierung mit Zink möglicherweise sinnvoll.[142] Auch zur Erhöhung der Leptinwerte kann die Sicherstellung einer ausreichend hohen Zinkzufuhr hilfreich sein.[143] Insgesamt betrachtet ist Zink als Nahrungsergänzung also für praktisch jede Zielsetzung zu empfehlen: um während einer hypokalorischen Diät die Leptinwerte zu stabilisieren, die den Stoffwechsel auf Trab halten, um als Sportler seine Muskeln aufzubauen und den Testosteronhaushalt zu optimieren oder um die Insulinsensibilität und den Insulinstoffwechsel bei prä-diabetischen Symptomen zu verbessern.

Da Zink auch die Entstehung von Dihydro-Testosteron (DHT) hemmt, hilft eine ausreichende Zinkzufuhr bei der Reduktion DHT-bedingter Nebenwirkungen wie Haarausfall oder Akne.[144] Dafür reichen jedoch akute Zufuhrmengen nicht aus. Es muss eine regelmäßige Einnahme von bis zu 130 Milligramm täglich erfolgen.

Bei der Zinkzufuhr ist also mehr als bei anderen Nahrungsergänzungsmitteln die konkrete Art der Einnahme entscheidend. Eine dauerhafte Einnahme von 10 bis 20 Milligramm Zink täglich reicht aus, um einen Mangelzustand zu vermeiden. Bei diesem Wert ist die Zufuhr über die tägliche Ernährung bereits eingerechnet. Um einen diagnostizierten Mangel zu beheben, muss kurzfristig mit einer Zufuhrmenge von bis zu 150 Milligramm supplementiert werden. Zwar sind toxische Zufuhrmengen deutlich höher, dennoch sollte eine solch hohe Supplementierung medizinisch beobachtet werden. Vor allem die Blutfettwerte und der Kupferstoffwechsel sollten beobachtet werden.

Auf einen Blick

Nahrungsergänzung

Zinkcitrat

Einnahmeempfehlung

- Mit einer vollständigen Mahlzeit
- 5 bis 15 Milligramm täglich zur Vermeidung eines Mangelzustands
- Bis zu 150 Milligramm täglich als ernährungstherapeutische Maßnahme gegen Akne oder Erkältungskrankheiten

Vitamine

Vitamine sind essenzielle organische Verbindungen, die regelmäßig über die Nahrung aufgenommen werden. Sie sind für unterschiedliche Stoffwechselprozesse in unserem Körper zuständig und wirken häufig als Katalysatoren. Ohne ausreichende Vitaminzufuhr kommt es auf Dauer zu Mangelzuständen. Zudem ist eine regelmäßige Zufuhr der wichtigsten Vitamine entscheidend, da nicht alle Vitamine nach der Zufuhr in ausreichenden Mengen und langfristig im Körper gespeichert werden können.

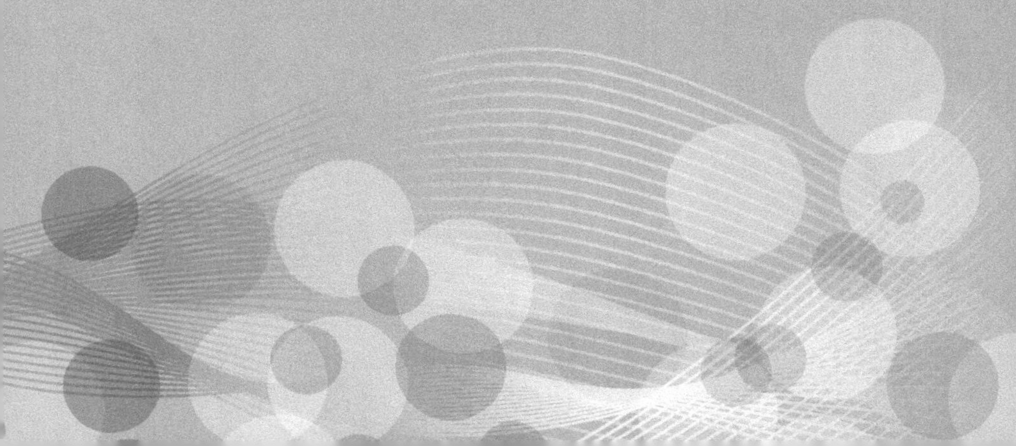

Wasserlösliche und fettlösliche Vitamine

Man unterscheidet wasserlösliche und fettlösliche Vitamine. Insbesondere die wasserlöslichen Vitamine werden schnell wieder über den Urin ausgeschieden, wohingegen die fettlöslichen Vitamine besser im Körper gespeichert werden. Das bringt allerdings automatisch den Nachteil mit sich, dass sich eine langfristige Überdosierung fettlöslicher Vitamine auf Dauer deutlich negativer auswirkt als dies in der Regel bei wasserlöslichen Vitaminen der Fall ist. Wasserlösliche Vitamine werden normalerweise bereits bei einer kurzfristigen Überdosierung vom Körper wieder ausgeschieden.

Aufgrund der schnellen Ausscheidung wasserlöslicher Vitamine wird bei der Vitaminzufuhr häufig zu einem Multivitaminpräparat mit hoher Dosierung geraten, da eine Überdosierung zu weniger unerwünschten Nebenwirkungen führt als eine dauerhafte Unterversorgung. Dennoch sei im Vorfeld dazu angeraten, einen möglichst großen Teil der Vitaminversorgung über die natürliche Ernährung abzudecken.

Wasserlösliche Vitamine

- Vitamine des B-Komplexes
- Folsäure
- Niacin
- Biotin
- Pantothensäure
- Vitamin C

Fettlösliche Vitamine

- Vitamin A
- Vitamin D
- Vitamin E
- Vitamin K

Vitamin A

Vitamin A ist auch unter dem Namen Retinol bekannt und wird umgangssprachlich als »Augenvitamin« bezeichnet. Der Körper stellt mithilfe von Vitamin A nämlich das sogenannte Rhodopsin her, das eine wichtige Rolle für das Erkennen von Farben und das Scharfsehen bei eingeschränkten Lichtverhältnissen spielt. So ist es also auch nicht verwunderlich, dass sich Vitamin-A-Mangel vor allem als Sehstörung und Nachtblindheit äußern kann.

Vitamin A wirkt jedoch auch antioxidativ und kann den Körper vor freien Radikalen schützen, was vor allem in stressigen Situationen oder bei hohem Trainingsaufwand von Interesse ist. Zudem profitieren Haut und Schleimhäute von einer ausreichenden Vitamin-A-Zufuhr. Ein Vitamin-A-Mangel äußert sich also nicht nur durch die bereits erwähnten Symptome, sondern häufig auch durch trockene und rissige Haut und ausgetrocknete Schleimhäute.

Die empfohlene Zufuhrmenge der Deutschen Gesellschaft für Ernährung (DGE) liegt bei 5000 internationalen Einheiten täglich. Verdoppelt man diese Dosis, kann auf Dauer eine Anpassung im Muskel stattfinden, die die Fettverbrennung deutlich steigert und sowohl die Ausdauerleistungsfähigkeit als auch die Stoffwechselaktivität massiv erhöhen kann. Zumindest konnten ähnliche Effekte im Tierversuch beobachtet werden.[145] Dies geschieht indirekt über die Erhöhung der Retinsäure im Körper, die aus Vitamin A hergestellt wird. Doch wie bei allen Supplementierungen im sehr hochdosierten Bereich sollte eine medizinische Überwachung erfolgen. Denn wie eingangs angesprochen, handelt es sich beim Vitamin A um ein fettlösliches Vitamin, das sich im Körper anreichern und bei sehr hohen Zufuhrmengen über einen langen Zeitraum zu Leberfunktionsstörungen führen kann.

Auf einen Blick

Nahrungsergänzung

Vitamin A (Retinol)

Einnahmeempfehlung

- In Kombination mit einer vollständigen Mahlzeit
- 5000 internationale Einheiten täglich, vornehmlich über die Ernährung
- Sportler können während intensiver Trainingsphasen über einen begrenzten Zeitraum 6000 bis 8000 internationale Einheiten einnehmen.

Vitamin D

Vitamin D ist unter den Vitaminen ein Sonderfall, weil es sich hier laut Definition eigentlich nicht um ein Vitamin, sondern um ein Hormon handelt. Eine weitere Besonderheit ist die Tatsache, dass Vitamin D, anders als die anderen Vitamine, vom Körper selbst synthetisiert werden kann und somit nicht essenziell ist. Dazu werden nur ausreichend Sonnenlicht und Cholesterin benötigt. Cholesterin ist die Grundsubstanz aller Steroidhormone, zu denen auch das Vitamin D zählt. Treffen die UV-B-Strahlen auf die Haut, wird zusammen mit Cholesterin Provitamin D3 gebildet. Direkt in der Haut entsteht aus diesem Provitamin D3 das Cholecalciferol, das auch als Vitamin D3 bekannt ist und bei einer Supplementierung ebenfalls zugeführt wird. Diese Umwandlung ist temperaturabhängig und funktioniert bei Wärme besser als bei Kälte. Vitamin D3 ist also nicht umsonst als Sonnen- und Sommer-Vitamin bekannt. In der Leber wird Vitamin D3 zu Calcidiol umgewandelt, das über das Blut zu den Zellen gelangt und dort zu Calcitriol wird. Dieses kann sich an einem spezifischen Rezeptor binden und in den Zellstoffwechsel eingreifen. Das unterscheidet Vitamin D3 von den übrigen Vitaminen und charakterisiert es als Hormon, mit seiner Funktion als zellulärer Botenstoff.

Die Wirkungen von Vitamin D sind vielseitig. Bei älteren Menschen, die regelmäßig Vitamin D zu sich nahmen, hat man eine verringerte Zahl von Stürzen mit Knochenfrakturen festgestellt,[146] was wohl in erster Linie auf eine bessere Knochendichte zurückzuführen ist, denn Vitamin D3 ist mitverantwortlich für die Einlagerung von Calcium ins Gewebe, darunter auch Knochengewebe. Doch nicht nur dort. Vitamin D3 kann auch zu einer verstärkten Einlagerung von Calcium in Weichgewebe führen, was äußerst nachteilig für die Gesundheit sein kann und kardiovaskuläre Erkrankungen bis hin zu einer erhöhten Sterblichkeitsrate verursachen kann. Eine parallele Zufuhr von Vitamin K kann diesen Prozess jedoch verhindertn.[147] Daher erscheint es sinnvoll, Vitamin D3 zusammen mit Calcium und Vitamin K zu supplementieren, um eine verbesserte Calciumeinlagerung in den Knochen, nicht aber in weiteren Geweben zu gewährleisten. Es muss jedoch darauf hingewiesen werden, dass diese Kombination erst bei einer sehr hohen und dauerhaften Vitamin-D3-Zufuhr relevant wird. Bei einer normalen Zufuhrmenge von bis zu 2000 internationalen Einheiten täglich ist noch nicht mit negativen Nebenwirkungen zu rechnen.

Aus Angst vor den angesprochenen Nebenwirkungen auf eine Vitamin-D3-Zufuhr zu verzichten, ist keine sinnvolle Alternative. Denn die regelmäßige Zufuhr moderater Mengen Vitamin D3 konnte – im Gegenteil – das Risiko von kardiovaskulären Erkrankungen senken.[148] Zu diesem Zweck wurden in den Studien etwa 1000 internationale Einheiten verwendet.

Eine ausreichende Vitamin-D3-Versorgung konnte auch mit einem deutlich reduzierten Darmkrebsrisiko in Verbindung gebracht werden.[149] Das Risiko, an dieser Krebsart zu erkranken, halbierte sich ab einem Vitamin-D3-Spiegel von 37 Nanogramm pro Milliliter (ng/ml) im Plasma. Aus diesem Grund ist es obligatorisch, den Vitamin-D3-Wert im Plasma zu testen, um sicherzustellen, dass ein ausreichend hoher Wert und der damit einhergehende Effekt erzielt wird. Die Werte können vom Arzt oder mittels eines Self-Kits durch ein Labor ermittelt werden. Führende Experten auf dem Gebiet der Vitamin-D3-Forschung wie etwa Prof. Dr. med. Jörg Spitz, Facharzt für Ernährungs- und Präventionsmedizin sowie Gründer der gemeinnützigen Deutschen Stiftung für Gesundheitsinformation und Prävention, empfehlen mindestens 32 ng/ml und bis zu einem Wert von 90 bis 100 ng/ml Vitamin D3 im Plasma. Werte von mehr als 150 ng/ml gelten als Überdosierung. Im Hinblick auf die Meta-Analyse zur Darmkrebsprävention kann als Mindestzielwert ein Plasmawert von 40 ng/ml angesehen werden.

Mit einer ausreichenden Vitamin-D3-Versorgung scheint sich auch das allgemeine Sterblichkeitsrisiko verringern zu lassen.[150] Wird die erhöhte Versorgung ausreichend lange aufrechterhalten, können sich zudem die Blutfettwerte verbessern.[151] Ähnliches gilt für die Testosteronwerte bei Männern, die einen ausreichend hohen Vitamin-D-Wert im Plasma vorweisen. Das Beheben eines vorliegenden Vitamin-D3-Mangels durch eine ausreichend hohe Zufuhr von Vitamin D3 scheint am ehesten als »Testosteronbooster« zu funktionieren.[152] Da ein Vitamin-D3-Mangel die sportliche Leistungsfähigkeit einschränken kann, ist Vitamin D3 also nicht nur ein Gesundheitsvitamin, sondern auch ein Sportlervitamin.[153]

Vitamin D kann zudem depressive Stimmungen und Depressionen lindern. Auch hier konnte ein Zusammenhang zwischen depressiven Symptomen und dem Vitamin-D3-Spiegel im Blut nachgewiesen werden.[154] In diesem Zusammenhang sollte die Vitamin-D3-Supplementierung jedoch nur akut erfolgen. Vor allem Sonnenlicht kann dazu beitragen, depressive Verstimmungen zu lindern und gleichzeitig die Vitamin-D3-Produktion im Körper anzuregen.

Hier muss ganz klar die Empfehlung ausgesprochen werden, sich regelmäßig an der frischen Luft zu bewegen und Sonneneinstrahlung auf die Haut zuzulassen, und zwar ohne Verwendung von Sonnenschutzmitteln. Man kann ein Sonnenbad beispielsweise ohne Sonnenschutzmittel beginnen und dieses nach 10 bis 20 Minuten zum Schutz der Haut auftragen.

Zur Auffüllung der Vitamin-D3-Speicher empfiehlt Prof. Dr. Spitz eine Zufuhrmenge von 10 000 internationalen Einheiten. Damit die optimale Dosierung errechnet werden kann, muss zunächst der Plasmawert ermittelt werden. Anschließend können Einzeldosierungen von täglich bis zu 10 000 internationalen Einheiten eingenommen werden, bis der erstrebenswerte Wert von über 40 ng/ml erreicht ist. In einer anschließenden Erhaltungsphase empfiehlt sich die Einnahme von 1000 bis 2000 internationalen Einheiten täglich.

Auf einen Blick

Nahrungsergänzung

Vitamin D3 in Kombination mit ausreichend Sonnenlicht

Einnahmeempfehlung

- Über den Tag verteilt
- 1000 bis 2000 internationale Einheiten täglich zur Erhaltung und bis zu 10 000 internationale Einheiten täglich zur Auffrischung der Vitamin-D-Speicher im Körper
- Unter ärztlicher Kontrolle werden teilweise bis zu 20 000 internationale Einheiten verabreicht, mit zeitversetzter Abgabe.

Vitamin E

Vitamin E ist vor allem als Antioxidanz bekannt, denn neben Vitamin C weist es die stärksten antioxidativen Eigenschaften auf. Vitamin E ist jedoch im eigentlichen Sinne kein einzelnes Vitamin, sondern eine Gruppe von sogenannten Tocopherolen. Vitamin-E-Mangelsymptome sind kaum bekannt, da bereits sehr geringe Mengen ausreichen, um den Tagesbedarf zu decken beziehungsweise Mangelzustände zu vermeiden. Wer sich nicht vollkommen fettarm ernährt und auch auf gesunde Fette, wie sie etwa in Avocados, Oliven oder verschiedenen Nüssen wie zum Beispiel Mandeln enthalten sind, achtet, sollte keinerlei Mangelzustände entwickeln.

Die größere Gefahr besteht in einer Überdosierung künstlicher Tocopherolverbindungen über Nahrungsergänzungsmittel. Diese konnte sogar mit einer erhöhten Sterblichkeitsrate in Verbindung gebracht werden, vornehmlich jedoch bei Menschen, die generell eher ungesund leben.[155] Bei gesunden Menschen wurde dies in weniger starkem Ausmaß beobachtet. Teilweise scheint sogar das Gegenteil der Fall, dass nämlich Vitamin E die Lebensweise zu unterstützen scheint – das ist natürlich bei einer ungesunden Lebensführung nicht von Vorteil. Doch gerade diese Menschen tendieren dazu, eine ungesunde Lebensweise durch ein starkes Antioxidanz wieder »ausbügeln« zu wollen. Um auf Nummer sicher zu gehen, sollte man eine Überdosierung von Vitamin E besser vermeiden.

Auf einen Blick

Nahrungsergänzung

Alpha-Tocopherol

Einnahmeempfehlung

- Zu einer fettreichen Mahlzeit
- 12 Milligramm laut Deutscher Gesellschaft für Ernährung (DGE)

Vitamin K

Vitamin K, auch als Menaquinon bekannt, spielt eine wichtige Rolle bei der Bildung von Blutgerinnungsfaktoren und bei der Synthese eines Proteins, das die Einlagerung von Mineralstoffen in die Knochen fördert. Die Bedeutung von Vitamin K für den Knochenstoffwechsel wurde bereits bei Calcium (Seite 73) und Vitamin D (Seite 96) dargelegt.

Ein Mangel an Vitamin K ist eher unwahrscheinlich, denn es kann vom Darm selbstständig gebildet werden. Hier verhält es sich ähnlich wie mit den semiessenziellen Aminosäuren: Vitamin K kann zwar vom Körper selbstständig hergestellt werden, dennoch können Situationen auftreten, in denen der Bedarf die Kapazität der Eigensynthese übersteigt, etwa bei einer hochdosierten Einnahme von Vitamin D3 und Calcium. Nur bei Darmerkrankungen und chronischen Darmentzündungen kann ein Mangel an Vitamin K vorliegen.

Auf einen Blick

Nahrungsergänzung
Vitamin K als Menaquinon

Einnahmeempfehlung

- Zu einer fettreichen Mahlzeit
- Etwa 0,6 Milligramm bei chronisch entzündlichen Darmerkrankungen
- Eine zusätzliche Zufuhr über Nahrungsergänzungen ist bei gesunden Menschen nur bei gleichzeitig hoher Vitamin-D3-Zufuhr erforderlich – dann in einer Dosierung von etwa 0,1 Milligramm täglich

Vitamin B1

Vitamin B1 ist auch als Thiamin bekannt. Es hat zwei grundlegende Wirkungen und Eigenschaften: Zum einen übernimmt es wichtige Aufgaben im Kohlenhydratstoffwechsel und ist Enzymbestandteil im Prozess der Glykolyse, zum anderen ist es mitverantwortlich bei der Übertragung von Nervenimpulsen.

Da Vitamin B1 ein wasserlösliches Vitamin ist, muss es regelmäßig mit der Nahrung zugeführt werden, damit kein dauerhafter Mangel entsteht. Dieser kann sich in Appetitlosigkeit, Konzentrationsschwäche und Müdigkeit äußern. Auch wenn eine Überdosierung tendenziell unwahrscheinlich und auch ungefährlich ist, da Vitamin B1 schnell wieder ausgeschieden wird, können in Einzelfällen Überdosierungserscheinungen auftreten, vor allem Kopfschmerzen, Schlaflosigkeit und Reizbarkeit.

Vitamin B1 kommt in nahezu allen »typischen« Nahrungsmitteln vor, die normalerweise in ausreichenden Mengen konsumiert werden. Daher ist eine Supplementierung mit Vitamin B1 in der Regel nicht notwendig. Wer sich eher fettarm ernährt, findet Vitamin B1 in Haferflocken, Kartoffeln und Hülsenfrüchten. Sportler, die eher den kohlenhydratarmen Weg wählen, können sich dieses Vitamin vor allem mit den verschiedensten Nüssen zuführen.

Nur wer viel schwitzt, etwa Sportler oder Menschen, die eine anstrengende körperliche Tätigkeit bei hohen Temperaturen ausüben wie Bauarbeiter in den Sommermonaten, können überlegen, eventuell mit einem B-Vitamin-Komplex zu supplementieren, in dem auch Vitamin B1 enthalten ist, denn Vitamin B1 geht über den Schweiß verloren.

Auf einen Blick

Nahrungsergänzung
Vitamin B1 (Thiamin)

Einnahmeempfehlung

- Nur dann notwendig, wenn ein erhöhter Vitamin-B1-Verlust über den Schweiß zu befürchten ist. Dann können bis zu 10 bis 12 Milligramm Vitamin B1 supplementiert werden.
- Die von der Deutschen Gesellschaft für Ernährung (DGE) empfohlenen 1,4 Milligramm Vitamin B1 täglich lassen sich in der Regel problemlos über die natürliche Nahrungsaufnahme abdecken.

Vitamin B2

Vitamin B2 oder Riboflavin ist ein weiteres wasserlösliches Vitamin aus der Gruppe des Vitamin-B-Komplexes. Ähnlich wie Vitamin B1 ist auch Vitamin B2 ein entscheidender Bestandteil des Enzymaufbaus. Vor allem im Proteinstoffwechsel übernimmt Vitamin B2 eine wichtige Rolle. Daher spielt eine ausreichende Vitamin-B2-Versorgung für den Muskelaufbau oder generell für Sportler, die hohe Proteinmengen konsumieren, eine wichtige Rolle. Da Vitamin B2 auch im Energiestoffwechsel der Kohlenhydrate und Fette eine Rolle spielt und Aufgaben bei der Zellatmung übernimmt, sind Menschen mit hohen körperlichen Anforderungen natürlich in besonderem Maße auf eine ausreichende Vitamin-B2-Versorgung angewiesen.

Da Vitamin B2 wasserlöslich ist, muss es regelmäßig über die Nahrung aufgenommen werden. Da aber Vitamin B2 wie auch Vitamin B1 in Milchprodukten, Fleisch, Haferflocken und verschiedenen Gemüsesorten in ausreichenden Mengen vorkommt, ist eine Supplementierung in der Regel nicht notwendig. Mangelsymptome, die sich meist in Hautrötungen und erhöhter Lichtempfindlichkeit äußern, sind nur sehr selten zu beobachten.

Auf einen Blick

Nahrungsergänzung

Vitamin B2 (Riboflavin)

Einnahmeempfehlung

- Die Vitamin-B2-Zufuhr erfolgt am besten über die natürliche Nahrung, ansonsten besteht keine Relevanz für zusätzliche Einnahmen.
- Die Deutsche Gesellschaft für Ernährung (DGE) empfiehlt eine Gesamtzufuhrmenge von etwa 1,7 Milligramm täglich.
- Bei sehr hoher Proteinzufuhr oder extremer körperlicher Betätigung kann mit einer kurzfristigen Zufuhrmenge von 10 bis 15 Milligramm täglich experimentiert werden.

Vitamin B3

Vitamin B3 kennt man in der Regel nur als Niacin, weshalb es auf Seite 93 bei den wasserlöslichen Vitaminen auch als solches aufgeführt wurde. Niacin wird vor allem im Sport häufig eingesetzt, da es vasodilatorische Effekte aufweisen kann, was bedeutet, dass es die Gefäße erweitert und somit den Sauerstoff- und Nährstofftransport zur Muskulatur verbessert. Doch Niacin hat praktisch keine relevanten leistungssteigernden Effekte. Eine zusätzliche Aufnahme ist daher nicht notwendig.

Eine positive Auswirkung auf die Gesundheit ergibt sich erst bei einer starken Hochdosierung von etwa 1000 Milligramm. Bedenkt man jedoch, dass die Deutsche Gesellschaft für Ernährung (DGE) eine Zufuhrmenge von 18 Milligramm empfiehlt, zeigt sich schnell, in welchen Dimensionen sich die Hochdosierung bewegt. Eine solche Zufuhrmenge sollte daher auf keinen Fall eigenständig eingenommen werden, sondern nur auf Rat und unter Kontrolle eines Mediziners. Dann jedoch lässt sich beispielsweise eine Erhöhung des HDL-Cholesterinwerts erreichen.[156] Es sei jedoch darauf hingewiesen, dass in diesbezüglichen Untersuchungen sogar noch höhere Niacinmengen zum Einsatz kamen und die Probanden bis zu 2000 Milligramm Niacin täglich erhielten.

Bereits ab einer Zufuhrmenge von 100 bis 200 Milligramm – und teilweise bereits darunter – kommt es bei vielen Anwendern zu einem »Niacin Flush«. Dieser äußert sich als starke Hautrötung, verstärktes Hitzeempfinden und unangenehmes Kribbeln auf der Haut. Entsprechend haben derart hohe Einnahmemengen Niacin für den praktischen Gebrauch kaum Relevanz.

Wer sich ausgewogen ernährt und regelmäßig Nahrungsmittel wie Fleisch, Fisch, Pilze, Bananen, Kartoffeln oder weitere Vollkornprodukte isst, muss keinen Niacinmangel befürchten. Ähnlich wie bei den zuvor besprochenen Vitaminen ist eine Zufuhr über Nahrungsergänzungsmittel nur in Ausnahmefällen sinnvoll.

Auf einen Blick

Nahrungsergänzung
Vitamin B3 (Niacin)

Einnahmeempfehlung

- Die Vitamin-B3-Zufuhr ist am besten über die natürliche Nahrung abzudecken, ansonsten besteht keine Relevanz für eine zusätzliche Einnahme.
- Die Deutsche Gesellschaft für Ernährung (DGE) empfiehlt eine Gesamtzufuhrmenge von etwa 18 Milligramm täglich.
- Als ernährungstherapeutische Zusatzmaßnahme zur Verbesserung der Blutfettwerte können kurzfristig sehr hohe Dosierungen von 1000 bis 2000 Milligramm eingenommen werden, allerdings ausschließlich unter Beobachtung eines erfahrenen Mediziners.

Vitamin B5

Vitamin B5 ist besser unter dem Namen Pantothensäure bekannt. Dieses B-Vitamin hat sehr vielfältige Funktionen und Eigenschaften. So spielt es eine wichtige Rolle im Energiestoffwechsel, wird jedoch auch zur Umwandlung von Cholin in den Neurotransmitter Acetylcholin benötigt und übernimmt bestimmte Funktionen bei der Entgiftung des Körpers. Dennoch gilt auch hier: Eine ausgewogene Ernährung führt in den seltensten Fällen zu Mangelerscheinungen der Pantothensäure. Eine Überdosierung kann dagegen zu größeren Problemen führen, Störungen im Vitamin-B1-Stoffwechsel und letztlich einen akuten Vitamin-B1-Mangel verursachen. Auch Magen-Darm-Probleme werden bei einer hohen Zufuhr von Pantothensäure häufig beobachtet, sodass sich eine Supplementierung nicht durch positive Effekte auszahlt. Der Konsum der bereits genannten Vitamin-B-haltigen Nahrungsmittel reicht aus, um auch die empfohlene Zufuhrmenge an Pantothensäure zuverlässig abzudecken.

Auf einen Blick

Nahrungsergänzung

Vitamin B5 (Pantothensäure)

Einnahmeempfehlung

- Die Vitamin-B5-Zufuhr wird am besten über die natürliche Nahrung abgedeckt, ansonsten besteht keine Relevanz für eine zusätzliche Einnahme.
- Die Deutsche Gesellschaft für Ernährung (DGE) empfiehlt eine Gesamtzufuhrmenge von etwa 6 Milligramm täglich.

Vitamin B6

Vitamin B6, auch als Pyridoxin bekannt, spielt vor allem im Proteinstoffwechsel eine bedeutende Rolle – was nicht bedeutet, dass Vitamin B6 ein geeignetes Nahrungsergänzungsmittel zum Muskelaufbau darstellt. Vielmehr gilt es, einen Mangel an Vitamin B6 zu vermeiden, um eine mögliche Hemmung des Muskelaufbaus nicht unmittelbar zu fördern. Auch hier führt eine ausgewogene Ernährung in der Regel zu einer ausreichenden Zufuhr von Vitamin B6. Selbst bei hoher Proteinzufuhr über die Ernährung, die den Bedarf an Vitamin B6 erhöht, treten in der Regel keinerlei Vitamin-B6-Mangelerscheinungen auf, weil die typischen Proteinlieferanten der Ernährung wie Fleisch, Fisch oder Milchprodukte bereits ausreichende Mengen Vitamin B6 bereitstellen. Die 1,6 Milligramm Vitamin B6, die von der Deutschen Gesellschaft für Ernährung (DGE) empfohlen werden, können problemlos über die Nahrung abgedeckt werden. Auch der Mehrbedarf aufgrund einer höheren Proteinzufuhr wird automatisch durch den höheren Proteinkonsum gedeckt.

Auf einen Blick

Nahrungsergänzung
Vitamin B6 (Pyridoxin)

Einnahmeempfehlung

- Die Vitamin-B6-Zufuhr erfolgt am besten über die natürliche Nahrung, ansonsten besteht keine Relevanz für eine zusätzliche Einnahme.
- Die Deutsche Gesellschaft für Ernährung (DGE) empfiehlt eine Gesamtzufuhrmenge von etwa 1,6 Milligramm täglich.
- Bei sehr hoher täglicher Proteinzufuhr steigt der Vitamin-B6-Bedarf, wird aber über die Zufuhr der proteinreichen Lebensmittel in der Regel automatisch abgedeckt.

Vitamin B9

Vitamin B9 Folsäure ist als »Frauenvitamin« bekannt, da es vor allem verschrieben wird, wenn Frauen schwanger werden möchten oder bereits schwanger sind. Der Bedarf an Folsäure ist speziell zu Beginn der Schwangerschaft besonders hoch und ein Mangel kann beim Fötus zu einem »offenen Rücken« (*Spina bifida*) führen, einer Fehlbildung der Wirbelsäule im frühen fetalen Stadium. Dabei ist die Wirbelsäule nicht ganz verschlossen, sodass Nerven austreten können. Das kann unter anderem Störungen in der Reizweiterleitung verursachen mit der Folge von Empfindungsstörungen und Lähmungen im späteren Kindesalter. Auch das Fließen der Rückenmarksflüssigkeit wird beeinträchtigt, was einen sogenannten »Wasserkopf« und schwere körperliche und geistige Behinderungen hervorrufen kann. Nimmt die werdende Mutter ausreichende Mengen Folsäure ein, verringert sich das Risiko der Entwicklung eines offenen Rückens beim Kind signifikant. Daher ist es heute gängige Praxis, dass der behandelnde Gynäkologe präventiv Folsäure verschreibt.[157]

Des Weiteren übernimmt Folsäure wichtige Funktionen bei der Synthese der Erbinformationen und wirkt damit als Coenzym im Proteinstoffwechsel. Auch an der Reifung der roten Blutkörperchen ist Folsäure beteiligt.

Prinzipiell ist eine ausreichende Zufuhr von Folsäure über die Nahrung durch den regelmäßigen Konsum von grünem Blattgemüse, wie Wirsing, Feldsalat oder Spinat möglich, jedoch ist Folsäure sowohl hitze- als auch lichtempfindlich, sodass ihr Gehalt in den Lebensmitteln bereits während der Lagerung, spätestens jedoch bei der typischen Zubereitung drastisch sinkt. Für schwangere Frauen und intensiv trainierende Sportler ist es daher sinnvoll, regelmäßig mit Folsäure zu supplementieren.

Auf einen Blick

Nahrungsergänzung

Vitamin B9 (Folsäure)

Einnahmeempfehlung

- Zu einer Mahlzeit
- 400 bis 800 Mikrogramm täglich, am besten in Kombination mit natürlichen Folsäurelieferanten oder zu einer Mahlzeit

Vitamin B12

Vitamin B12 kommt in unterschiedlichen Formen vor, etwa als Cyanocobalamin oder als Hydroxocobalamin. Letzteres kommt in der natürlichen Nahrung vor und hat von allen Formen die beste Depotwirkung. Cyanocobalamin hingegen ist die in Nahrungsergänzungsmitteln am häufigsten angewendete Vitamin-B12-Form.

Vitamin B12 ist auch ein wasserlösliches Vitamin, kann im Gegensatz zu den anderen B-Vitaminen jedoch im Körper gespeichert werden, und zwar vor allem in der Leber. Es ist in erster Linie an der Blutbildung im Knochenmark und am Proteinstoffwechsel beteiligt. In der natürlichen Nahrung kommt es in ausreichenden Mengen vor – jedoch nur in tierischen Lebensmitteln wie Fleisch, Fisch oder auch in Milchprodukten. Das macht es für Vegetarier, die keine oder nur sehr wenige Milchprodukte oder Eier essen, und vor allem für Veganer problematisch, sich ausreichend mit Vitamin B12 zu versorgen. Insbesondere diese Menschen sollten über eine Zufuhr von Vitamin B12 in Form von Nahrungsergänzungen nachdenken.

Mangelerscheinungen können Blutarmut und teilweise Erkrankungen von Schleimhäuten verursachen. In Kombination mit einer ausreichenden Proteinzufuhr können Vitamin-B12-Injektionen den Muskelaufbau leicht beschleunigen, weshalb dies gelegentlich von Kraftsportlern und Bodybuildern eingesetzt wird. Der Effekt ist jedoch nur sehr gering, wohingegen die Nebenwirkungen unangenehm sein können. Diese können sich als diverse Hautveränderungen und gleichzeitige Ausbildung von Akne zeigen. Hohe Vitamin-B12-Dosierungen sind daher nicht sehr zielführend. Die Einnahme von Vitamin B12 über die normale Ernährung hinaus ist daher nur bei einem Vitamin-B12-Mangel als sinnvoll zu erachten.

Auf einen Blick

Nahrungsergänzung

Cyanocobalamin, Hydroxocobalamin

Einnahmeempfehlung

- Zu einer vollständigen Mahlzeit
- Die Deutsche Gesellschaft für Ernährung (DGE) empfiehlt 3 Mikrogramm Vitamin B12 täglich. Sportler mit hohem Proteinumsatz können auf das Doppelte erhöhen.

Vitamin C

Vitamin C beziehungsweise Ascorbinsäure ist das wohl am häufigsten über Nahrungsergänzungsmittel zugeführte Vitamin. Eingenommen wird es in der Regel als Antioxidanz oder um die Immunfunktionen des Körpers zu steigern. Vor allem in hohen Dosierungen und in Kombination mit Vitamin E konnte diese Wirkung auch beobachtet werden.[158] Ähnlich wie andere Oxidanzien lassen sich auch bei Vitamin C positive Auswirkungen und Funktionen beobachten, wie etwa ein verbesserter Blutfluss oder eine Reduktion der Muskelschäden nach einem intensiven Training oder einer intensiven, nicht gewohnheitsmäßigen Belastung.[159,160] Vor allem Raucher scheinen akut von dieser Wirkung zu profitieren.[161] Allerdings trifft dies nur auf die akute Verbesserung der Durchblutung zu und keinesfalls als »Schutz« gegen die negativen Folgen des Rauchens per se.[162] Sportler nutzen zusätzliche Vitamin-C-Gaben vor allem nach dem Training, um den durch die intensive Belastung angestiegenen Cortisolspiegel zu senken. Dies scheint in der Tat möglich, beschränkt sich jedoch auf einen akuten Anstieg des Cortisolspiegels.[163] Ein chronisch erhöhter Cortisolspiegel lässt sich dadurch nicht langfristig senken. Vitamin C eignet sich in solchen Fällen also nicht als ernährungstherapeutische Maßnahme.

Eine wichtige Rolle spielt Vitamin C jedoch bei der Aufnahme von Eisen und bei der Synthese von Kollagenstrukturen im Körper,[164] beispielsweise im Bindegewebe. Kollagene Protein und Vitamin C sind daher eine häufig eingesetzte Kombination in Nahrungsergänzungen auf Kollagenbasis.

Die häufig erhoffte positive Auswirkung auf das Immunsystem durch eine hohe Zufuhr von Vitamin C lässt sich hingegen nicht bestätigen. Bei einem angeschlagenen Immunsystem kann Vitamin C jedoch zu einer kurzfristigen Stabilisierung beitragen. Langfristig ist jedoch eher wichtig, dass ein Vitamin-C-Mangel vermieden wird, um das Immunsystem zu stärken.

Vitamin-C-Mangel kann sich als Abgeschlagenheit und erhöhte Infektanfälligkeit äußern, bis hin zu Skorbut, jedoch nur in absoluten Extremfällen. Auch eine verzögerte Wundheilung kann ihre Ursache in Vitamin-C-Mangel haben. Dies ist jedoch eher unwahrscheinlich, denn Vitamin C ist in pflanzlichen Lebensmitteln in ausreichend hohen Mengen enthalten. Ein regelmäßiger Verzehr von Obst und Gemüse, wie auch von der Deutschen Gesellschaft für Ernährung (DGE) empfohlen, ist in der Regel mehr als ausreichend, um genug Vitamin C aufzunehmen. Offizielle Empfehlungen gehen von etwa 110 Milligramm täglich aus. Unter gewissen Umständen kann kurzfristig auch mit deutlich höheren Mengen supplementiert werden. Von Mega-Dosierungen mit mehreren Gramm täglich, wie in bestimmten Fällen empfohlen, wird hingegen abgeraten. Aus wissenschaftlicher Sicht bringen sie langfristig keine gesundheitlichen Vorteile.

Auf einen Blick

Nahrungsergänzung

Ascorbinsäure

Einnahmeempfehlung

- Am besten in Form natürlicher Lebensmittel, ansonsten besteht keine Relevanz für eine zusätzliche Einnahme.
- Zur Steigerung der Immunfunktion kurzfristig in Dosierungen von 200 bis 500 Prozent der empfohlenen Tagesmenge (= 95 Milligramm für Frauen, 110 Milligramm für Männer) in Kombination mit Zink.

Fettsäuren

Wie auch bei den Proteinen gibt es essenzielle Fettsäuren, die über die Ernährung zugeführt werden müssen, um einen langfristigen Mangel zu vermeiden. Neben der Einteilung in essenzielle und nicht-essenzielle Fettsäuren unterscheidet man zusätzlich deren Kettenlänge und chemische Struktur. Unterschiedliche Fettsäuren können auch unterschiedliche Aufgaben im Körper übernehmen und verschiedene Wirkungen entfalten. Bestimmte Fettsäuren können daher auch für eine Nahrungsergänzung von Interesse sein.

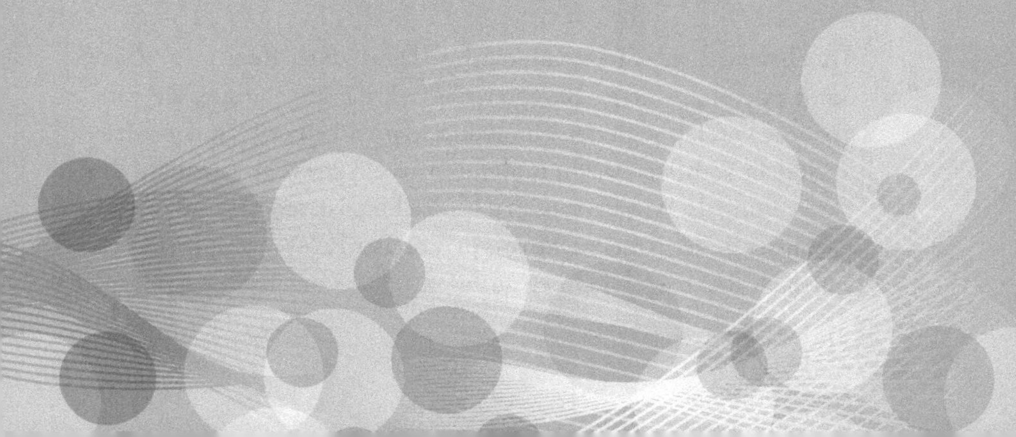

Konjugierte Linolsäure (CLA)

Bei der konjugierten Linolsäure handelt es sich um eine Transfettsäure, genau genommen um ein Isomer der Linolsäure. Isomere sind Moleküle, deren Teilchen gleich sind, jedoch mit unterschiedlicher Anordung. Die entscheidende Veränderung der konjugierten Linolsäure gegenüber der herkömmlichen Linolsäure ist eine veränderte Doppelbindung. Die erfolgte Konjugation führt dazu, dass sich die konjugierte Linolsäure vollkommen anders verhält als die Linolsäure selbst.

Konjugierte Linolsäure ist als Nahrungsergänzung unter dem Namen »CLA« erhältlich, was die Abkürzung der englischen Bezeichnung »Conjugated Linolic Acid« entspricht. Normalerweise wird vom Konsum von Transfettsäuren abgeraten, da sich diese äußerst negativ auf die Gesundheit auswirken können. Die konjugierte Linolsäure ist hier praktisch die einzige Ausnahme. Die konjugierte Linolsäure wird vor allem als »Fatburner« angepriesen und wurde vor einigen Jahren, um das Jahr 2000, bei Sportlern als »Steroidalternative« angesehen. Diese Eigenschaften wurden jedoch in Humanstudien nicht bestätigt. Zwar konnten einzelne Studien durchaus einen positiven Einfluss der konjugierten Linolsäure auf den Fettabbau vermelden, allerdings hat die Mehrzahl der Untersuchungen dies nicht bestätigt.[165,166,167]

Auch von einer »Steroidalternative« kann keine Rede sein. Zwar gibt es einige Untersuchungsergebnisse, die zeigen, dass die Einnahme von konjugierter Linolsäure während einer Diät den Muskelerhalt verbessern kann und durchaus ein gewisser Effekt auf die Steigerung der Muskelmasse zu beobachten ist, jedoch sind die Ergebnisse in der Regel nicht von praktischer Relevanz und teilweise auch als nicht signifikant einzustufen.[168,169]

Auf einen Blick

Nahrungsergänzung
Konjugierte Linolsäure

Einnahmeempfehlung

- Zu einer vollständigen Mahlzeit
- Bei der Einnahme ist darauf zu achten, dass man eine der folgenden Isomerien oder beide Isomerien in Kombination einnimmt: cis-9,trans-11-Isomerie oder cis-12,trans-10-Isomerie.

Die der konjugierten Linolsäure zugesprochenen positiven Auswirkungen auf die Gesundheit sind umstritten oder zumindest nicht belegt. Hierzu gehören eine Verbesserung der Insulinsensibilität, eine Reduktion der Entzündungsmarker im Körper und eine Verbesserung des Langzeitnüchternblutzuckerwertes (HbA1c).[170,171,172]

Der Großteil der Studien, die positive Eigenschaften mit der Einnahme von konjugierter Linolsäure in Verbindung bringen, sind Tierstudien, vornehmlich an Nagetieren. Zwar funktioniert deren Stoffwechsel auf eine vergleichbare Weise wie der des Menschen, jedoch mit vielfacher Geschwindigkeit. Daher können Effekte, die beim Menschen als tendenziell möglich einzustufen sind, bei Nagetieren signifikant sein. Umgekehrt können signifikante Ergebnisse aus Tierstudien beim Menschen praktisch unbedeutend sein.

Möchte man trotzdem mit konjugierter Linolsäure supplementieren, sollte eine Tagesdosis von 3 bis 4 Gramm täglich angestrebt werden. Die in den Studien verwendeten Mengen liegen in der Regel bei 3,4 Gramm konjugierter Linolsäure täglich.

Mittelkettige Fettsäuren (MCT)

Der Großteil der in der Nahrung vorkommenden Fettsäuren ist langkettig. Entscheidend ist die Anzahl der Kohlenstoffatome in den freien Fettsäuren. Befinden sich mehr als zwölf Kohlenstoffatome im Molekül, spricht man von langkettigen Fettsäuren. Bis zu zwölf Kohlenstoffatome definieren mittelkettige Fettsäuren und mit unter sechs Kohlenstoffatomen werden sie als kurzkettig bezeichnet.

Mittelkettige Fettsäuren kommen in der Nahrung in großen Mengen hauptsächlich in Kokosfetten vor. Gegenüber langkettigen Fettsäuren besitzen sie einige besondere Eigenschaften. Langkettige Fettsäuren werden aufgrund ihrer fettlöslichen Eigenschaften nicht im Blut, sondern über die Lymphe transportiert und müssen an Transportproteine gekoppelt werden, damit sie im wässrigen Milieu »gelöst« werden können. Mittelkettige Fettsäuren hingegen sind wasserlöslich und werden direkt im Blut über die Pfortader zur Leber transportiert. Dort werden sie entweder direkt in den Mitochondrien oxidiert oder zu Ketonkörpern umgebaut. Insbesondere die mittelkettige Fettsäure der Caprylsäure mit ihren acht Kohlenstoffatomen lässt die Ketonkörperkonzentration im Blut rasch ansteigen.[173]

Genau dieser Mechanismus ist der Grund, weshalb Caprylsäure häufig und gern als Nahrungsergänzung genutzt wird. Denn Ketonkörper können nach einer gewissen Umstellungsphase des Gehirns sehr effektiv von diesem als Energiequelle genutzt werden. Ketonkörper sind sozusagen eine Art Ersatzbrennstoff, wenn keine Kohlenhydrate vorhanden sind. Teilweise wird sogar von einer verbesserten kognitiven Leistungsfähigkeit durch hohe Ketonkörperkonzentrationen im Blut berichtet.[174] Diese Aussage kann jedoch nicht pauschal bestätigt werden.

Interessant dürfte die Supplementierung mit mittelkettigen Fettsäuren vor allem bei einsetzender Alzheimer-Erkrankung sein.[175] Eine mögliche Ursache dieser Erkrankung ist eine Insulinresistenz im Gehirn.[176] Das bedeutet, dass die für das Gehirn wichtige Glukose nicht mehr in ausreichender Menge in die Gehirnzellen eingeschleust werden kann, es kommt zu Energiemangel in den betroffenen Gehirnregionen und schlimmstenfalls zum Absterben dieser Gehirnzellen. Dieser Energiemangel in den jeweiligen Gehirnzellen kann also mit dazu beitragen, dass diese nicht mehr ordnungsgemäß arbeiten. Ketonkörper hingegen werden insulinunabhängig von den Gehirnzellen aufgenommen und als Ersatz für Glukose verstoffwechselt. Es sei jedoch darauf hingewiesen, dass dies nicht die einzige Ursache für Alzheimer-Erkrankungen ist und eine detailliertere Abhandlung dieser Erkrankung den Rahmen dieses Buches sprengen würde. Bei Vorliegen eines erhöhten Alzheimer-Risikos lohnt es sich jedoch, unter ärztlicher Aufsicht mit dem Einsatz von mittelkettigen Fettsäuren zu experimentieren.

Doch auch für Sportler, die an ihrer Körperzusammensetzung arbeiten möchten, oder Menschen, die abnehmen möchten, kann der Einsatz von mittelkettigen Fettsäuren von Interesse sein. Weil es sich bei diesen Fettsäuren um recht »schnelllebige« Energieträger handelt, die sofort verstoffwechselt werden, kann es zu einer geringfügigen Erhöhung der Stoffwechselrate kommen.[177] Dies konnte zumindest kurzfristig über einige Tage beobachtet werden. Da mittelkettige Fettsäuren sofort oxidiert und praktisch nicht im Körperfettgewebe gespeichert werden und zudem die Thermogenese stärker beeinflusen als die langkettigen Fettsäuren, wird der Abbau von Körperfett angeregt, wenn man langkettige Fettsäuren durch mittelkettige ersetzt.[178]

Allerdings sollte bei dieser Praktik etwas Vorsicht geboten sein. Denn mittelkettige Fettsäuren rufen im Magen-Darm-Trakt häufig Unverträglichkeitsreaktionen hervor. Diese äußern sich meist als Übelkeit und Bauchschmerzen, vor allem aber Durchfall. Die Toleranz gegenüber mittelkettigen Fettsäuren ist sehr individuell, lässt sich jedoch verbessern, indem man die Dosierung langsam steigert. Die Fettsäuren mit geringerer Anzahl an Kohlenstoffatomen sind dabei in der Regel verträglicher, weshalb an dieser Stelle noch einmal die Nutzung der Caprylsäure mit nur acht Kohlenstoffatomen empfohlen werden soll. Am besten beginnt man mit einem Teelöffel pro Portion bei ein bis zwei Portionen täglich im Abstand von mehreren Stunden und steigert die Einzeldosis von Tag zu Tag, solange keine Unverträglichkeitserscheinungen auftreten.

Gerade während einer Diät kann es sinnvoll sein, mit mittelkettigen Fettsäuren zu arbeiten und die Toleranz auszutesten und gegebenenfalls zu erhöhen. Zumindest bei übergewichtigen Personen scheinen mittelkettige Fettsäuren einen proteinsparenden Effekt auf die Muskelmasse auszuüben. Dies ist möglicherweise auf die verstärkte Ketonkörperproduktion zurückzuführen, die für sich bereits einen proteinsparenden Effekt aufweist.[179]

Auf einen Blick

Nahrungsergänzung

Mittelkettige Fettsäuren (MCT), am besten in Form von Caprylsäure

Einnahmeempfehlung

- Isoliert eingenommen oder als Fettzusatz zu einer vollständigen Mahlzeit
- Die Zufuhrmenge sollte langsam gesteigert werden.
- Besonders effektiv ist die Einnahme von mittelkettigen Fettsäuren bei einer gleichzeitigen kohlenhydratreduzierten Ernährungsform.

Omega-3-Fettsäuren

Omega-3-Fettsäuren sind essenzielle Fettsäuren, die zumeist in Form von Fisch- oder Krillöl oder auch als pflanzliche Alternative zugeführt werden, die jedoch deutlich weniger effektiv sind. Über Omega-3-Fettsäuren wurden in der Vergangenheit ganze Bücher gefüllt, derart vielfältig sind deren Wirkungen und Effekte. An dieser Stelle soll lediglich ein kurzer Überblick vermittelt werden.

Omega-3-Fettsäuren sind mehrfach ungesättigte Fettsäuren. Das bedeutet, dass die Fettsäure im Gegensatz zu gesättigten Fettsäuren mehrere Doppelbindungen besitzt, die letztlich für die positiven Effekte dieser Fettsäuren verantwortlich sind. Vor allem die beiden mehrfach ungesättigten Fettsäuren Eicosapentaensäure (EPA) und Docosahexaensäure (DHA) haben entscheidenden Einfluss auf unsere Gesundheit und unser Wohlbefinden. In Fischölpräparaten sind diese beiden Fettsäuren ebenso wie in Krillöl bereits enthalten. In pflanzlichen Alternativen kommen die Omega-3-Fettsäuren hingegen als alpha-Linolensäure vor, die erst in EPA und schließlich in DHA umgewandelt werden muss. Dieser Umwandlungsprozess ist in unserem Körper äußerst ineffizient, was an einem mit den sogenannten Omega-6-Fettsäuren gemeinsam genutzten Enzymsystem liegt. Da wir mit unserer Ernährung jedoch in der Regel deutlich mehr Omega-6-Fettsäuren als Omega-3-Fettsäuren zu uns nehmen, wird dieser Umwandlungsprozess zusätzlich gehemmt.

Während unser Bedarf an EPA und DHA durch nur wenige Gramm Fischöl pro Tag gedeckt wird, müssen bei pflanzlichen Alternativen große Mengen alpha-Linolensäure konsumiert werden – für einen zumeist noch immer geringeren Effekt. Dies übersteigt den täglichen Fettbedarf der meisten Personen.

Auf einen Blick

Nahrungsergänzung

Omega-3-Fettsäuren mit hohem EPA-/DHA-Anteil

Einnahmeempfehlung

- Am besten in einer Dosierung von jeweils 500 bis 1000 Milligramm pro Portion, verteilt auf zwei bis drei Mahlzeiten pro Tag
- In Form von Fischöl, Krillöl oder Algenölen

Die einzige pflanzliche Alternative zu Fisch- und Krillöl ist Algenöl mit höherem EPA- und DHA-Anteil. Veganer sollten daher eher auf die Supplementierung mit solchen Algenölen setzen, statt mit großen Mengen alpha-Linolensäure-haltiger Öle wie Leinöl zu arbeiten.

Vergleicht man Fischöl mit Krillöl, so werden EPA und DHA aus Krillöl effektiver verwertet. Denn während die beiden Fettsäuren im Fischöl als Triglyzeride vorliegen, kommen sie im Krillöl als Phospholipide vor, in der Form, in der sie schließlich auch in die Zellmembranen eingebaut werden. Die Dosierung von Krillöl kann also deutlich geringer ausfallen als die von Fischöl.

Eine der stärksten Eigenschaften von Omega-3-Fettsäuren ist wohl deren entzündungshemmende Wirkung.[180] Die Docosahexaensäure wirkt direkt auf entzündungshemmende Prostaglandine, während alpha-Linolensäure einen hemmenden Einfluss auf entzündungsfördernde Prostaglandine ausübt. Pflanzliche Omega-3-Fettsäuren haben also durchaus ihre Daseinsberechtigung. Allerdings sollten sie aus den bereits genannten Gründen nicht als alleinige Quellen zur Versorgung mit Omega-3-Fettsäuren herangezogen werden.

Bei erhöhten Triglyzeridwerten sollte man unbedingt EPA/DHA zuführen, denn eine Supplementierung mit Fischöl kann die Triglyzeridwerte deutlich senken.[181] Omega-3-Fettsäuren üben einen positiven Einfluss auf die Cholesterinwerte aus und senken in Kombination mit einer ballaststoffreichen Ernährung das Risiko kardiovaskulärer Erkrankungen.[182] Selbst nach einer erlittenen Herzattacke – oder gerade dann – ist die Zufuhr von ausreichenden Mengen Omega-3-Fettsäure entscheidend. Eine ausreichende EPA-/DHA-Versorgung kann das Risiko eines erneuten Infarktes deutlich senken, denn die vom Infarkt betroffene Herzregion scheint sich durch hohe Dosierungen mit Omega-3-Fettsäuren besser zu erholen.[183]

Wichtig ist eine ausreichend hohe Omega-3-Zufuhr auch für Frauen, die schwanger werden möchten oder bereits sind, denn DHA ist entscheidend für die Gehirnentwicklung des Fötus.[184] Doch auch nach der Geburt sollte das Kind mit ausreichend Omega-3-Fettsäuren versorgt werden, um eine positive Entwicklung des Gehirns weiter zu unterstützen.[185]

Weiterhin können Omega-3-Fettsäuren bei der Therapie von Depressionen und bipolaren Störungen hilfreich sein,[186] sowohl als Einzeltherapie als auch als ernährungstherapeutische Zusatztherapie. Hier zeigt sich ebenfalls der positive Einfluss von Omega-3-Fettsäuren auf die Gehirnfunktionen.

Auch Menschen mit rheumatischen Erkrankungen oder allgemeinen Gelenkschmerzen sollten auf Omega-3-Fettsäuren zurückgreifen. Deren antientzündlichen und entzündungshemmenden Eigenschaften können Gelenkschmerzen und morgendliche Gelenksteifheit lindern und mittelfristig sogar den Bewegungsradius der betroffenen Gelenke verbessern.[187] Das kann auch für Sportler interessant sein, die häufig von starken Gelenkbelastungen oder chronischen Entzündungen an Gelenken und Muskelsehnen betroffen sind. Auch der Muskelaufbau und die Muskelregeneration lassen sich durch eine ausreichende Omega-3-Zufuhr positiv beeinflussen. So kann es zu einer Verstärkung anaboler Signale durch Omega-3-Fettsäuren kommen.[188]

Die hier aufgeführten Vorteile und Wirkungen von Omega-3-Fettsäuren sind nur ein Teil der vielfältigen Wirkungen und Effekte der Omega-3-Fettsäuren. Zusammenfassend kann jedoch gesagt werden, dass eine regelmäßige Zufuhr von Omega-3-Fettsäuren praktisch jedem empfohlen werden kann, vor allem auch deswegen, weil es sich bei Omega-3-Fettsäuren um essenzielle Fettsäuren handelt, die der Körper nicht eigenständig synthetisiert und die daher über die Nahrung zugeführt werden müssen.

Adaptogene

Adaptogene sind pflanzliche Mittel und Extrakte, die die Anpassung an stressige Situationen unterstützen. Sie wirken tendenziell leistungssteigernd, jedoch nicht auf aufputschende, sondern auf beruhigende Weise. Der Umgang mit Stresssituationen wird leichter, ohne dass man körperlich und mental zu schnell ermüdet. Ein Stressor wirkt weniger belastend, wenn gleichzeitig mit seinem Auftreten Adaptogene eingenommen werden. Auf den folgenden Seiten finden Sie einige Nahrungsergänzungsmittel, die diesen Zweck erfüllen.

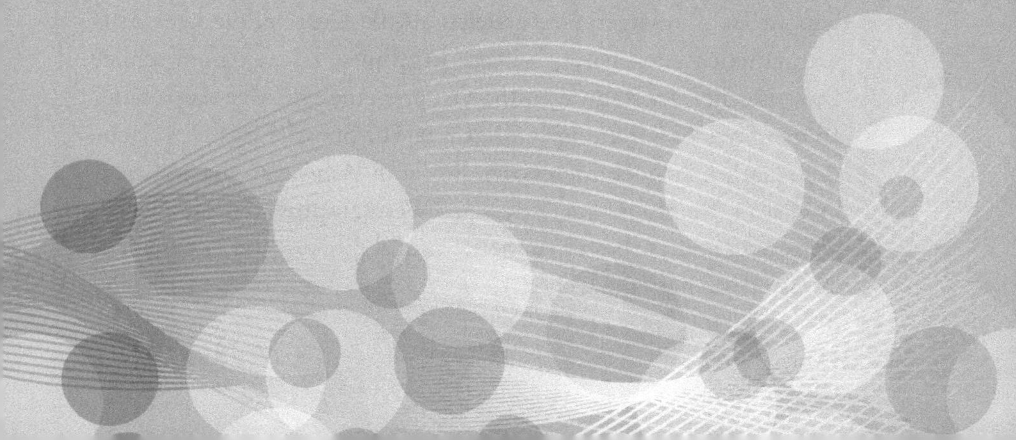

Ashwagandha

Ashwagandha wird vor allem in der indischen Philosophie und Medizin seit Jahrtausenden erfolgreich eingesetzt. Es ist ein ayurvedisches Nachtschattengewächs, das gern als das »indische Ginseng« bezeichnet wird. Neben seinen Eigenschaften als potentes Adaptogen wird Ashwaganda noch mit einer Vielzahl weiterer positiver Eigenschaften in Verbindung gebracht. So soll es sich beispielsweise positiv auf die Testosteronproduktion beim Mann auswirken. Hierfür gibt es bisher jedoch nur wenige Belege. Untersuchungen dazu zeigen, dass Ashwagandha die Testosteronwerte bei Männern erhöhen kann, die einen (stressbedingt) verringerten Testosteronspiegel aufweisen.[189] Anhand dieser Untersuchungen ist es jedoch schwer zu sagen, ob die Erhöhung des Testosteronwertes direkt auf die Wirkung von Ashwagandha zurückzuführen ist oder eher indirekt auf seine adaptogene Wirkung beziehungsweise die Stressreduktion. Für das Ergebnis ist diese Frage letztlich egal. Lediglich für das Anwendungsgebiet spielt dies eine Rolle.

Interessant ist in diesem Zusammenhang eine Studie, bei der untrainierte Männer auf ein Krafttrainingsprogramm gesetzt wurden. Eine Gruppe erhielt begleitend zum Trainingsprogramm Ashwagandha, die Kontrollgruppe nur ein Placebo. Nach acht Wochen Trainingsintervention konnte die Ashwagandha-Gruppe deutlich bessere Trainingsergebnisse erzielen als die Gruppe, die kein Ashwagandha erhalten hatte.[190] Diese Ergebnisse lassen darauf schließen, dass bei der Ashwagandha-Gruppe eine effektive Anpassung an den Stressor »Training« erfolgt war. Für Sportler ist diese Nachricht natürlich hochinteressant. So kann Ashwagandha während intensiver Trainings- oder stressiger Wettkampfphasen möglicherweise helfen, diese besser zu meistern und die Aufgabe mit weniger Stress oder Angst anzugehen.

Gerade bei chronisch gestressten Menschen konnten Angstzuständen durch eine Ashwagandha-Gabe deutlich reduziert werden.[191] Selbst auf hormoneller Ebene ließ sich eine sehr deutliche Reduktion des Cortisolspiegels durch regelmäßige Einnahme von Ashwagandha beobachten. Bereits geringe Mengen von etwa 300 Milligramm führten in den wissenschaftlichen Untersuchungen zu positiven Ergebnissen. Die optimale Dosierung von Ashwagandha liegt jedoch deutlich höher und wird mit bis zu 6000 Milligramm täglich, aufgeteilt auf drei Einzelgaben, angegeben.

Wer also beruflich, privat oder im Sport starken Stressoren ausgesetzt ist oder bereits im Vorfeld weiß, dass eine solche Phase bevorsteht, kann rechtzeitig über eine Einnahme von Ashwagandha nachdenken.

Auf einen Blick

Nahrungsergänzung

Ashwaganda

Einnahmeempfehlung

- Insbesondere in akuten oder chronisch stressigen Situationen oder wenn abzusehen ist, dass eine solche Phase in Beruf oder Alltag bevorsteht
- Täglich bis zu 6000 Milligramm, aufgeteilt auf drei Einzelportionen. Der wissenschaftlichen Literatur zufolge führen bereits deutlich geringere Zufuhrmengen zu positiven Ergebnissen.

Ginseng

Das wohl am häufigsten eingesetzte und auch bekannteste Adaptogen ist Ginseng. Die Wirksamkeit dieses Heilkrauts wurde bereits vor Jahrtausenden entdeckt und vor allem in China, Korea und Sibirien geschätzt. Das sogenannte Panax-Ginseng ist die am besten untersuchte und wohl wirksamste Form des Ginseng. Hierbei handelt es sich um koreanischen Ginseng. Darüber hinaus gibt es den amerikanischen, den japanischen, den sibirischen und den chinesischen Ginseng. Der entscheidende Unterschied zwischen diesen Arten ist die Vielfalt und die Menge der enthaltenen Ginsenoside. Beides trifft man beim koreanischen Ginseng in besonders hoher Konzentration an.

Dem Ginseng wird eine sehr vielfältige Wirkung zugeschrieben, insbesondere jedoch die adaptogenen Wirkungen und Eigenschaften. So zeigen Untersuchungen, dass Menschen in akuten und chronischen Stresssituationen insgesamt ein besseres Wohlbefinden zeigen, wenn sie regelmäßig Ginseng konsumieren.[192] Allerdings wurde auch beobachtet, dass dies wohl tatsächlich nur in Stresssituationen der Fall ist. Eine allgemeine Steigerung des Wohlbefindens ließ sich nicht nachweisen. Doch dass sich die Personen, die Ginseng in Stresssituationen einnahmen, insgesamt körperlich und psychisch weniger stark ermüdet fühlten und eine gesteigerte kognitive Leistungsfähigkeit aufwiesen, spricht für die potenzielle Wirkung von Panax-Ginseng als Adaptogen.[193] Somit kann auch für solche Zwecke mit Panax-Ginseng experimentiert werden. Wenngleich auch hier wieder zu beobachten ist: Personen, die sich weder ermüdet fühlten noch über Konzentrationsschwächen klagten, konnten keine weiteren Vorteile aus einer Supplementierung mit Panax-Ginseng ziehen.

Auf einen Blick

Nahrungsergänzung

Panax Ginseng (auch als koreanischer roter Ginseng bekannt)

Einnahmeempfehlung

- Idealerweise täglich über mehrere Tage hinweg beziehungsweise während stressiger Lebensphasen
- 400 Milligramm als Adaptogen angewendet
- Bis zu 3000 Milligramm täglich, aufgeteilt auf drei Einzelgaben zu je 1000 Milligramm, zur ernährungstherapeutischen Behandlung von erektilen Dysfunktionen

Darüber hinaus kann Ginseng noch zu weiteren Zwecken eingesetzt werden. So konnte eine dauerhafte Einnahme von Panax-Ginseng die Insulinsensibilität bei Diabetikern erhöhen und die Nüchternblutzuckerwerte verbessern.[194] Dieser Effekt wurde jedoch nicht in allen Studien beobachtet. Hier scheint der Grad der Insulinresistenz des Patienten eine Rolle zu spielen. Ähnlich verhält es sich mit den entzündungshemmenden Eigenschaften des Ginseng.

Intensiv trainierende Sportler könnten allerdings von einer Panax-Ginseng-Einnahme profitieren, einerseits natürlich aufgrund seiner adaptogenen Wirkung, andererseits aufgrund einer Reduktion der Creatinkinasewerte, die in direktem Zusammenhang mit den Muskelschädigungen nach einer intensiven Trainings- oder Wettkampfbelastung stehen.[195] Weitere leistungsoptimierende Effekte, die dem Ginseng häufig zugeschrieben werden, wie etwa eine verbesserte anaerobe Leistungsfähigkeit, eine erhöhte Fettoxidation unter Belastung oder ein reduzierter Sauerstoffverbrauch während intensiven Trainingsbelastungen, konnten bisher nicht gesichert beobachtet werden.

Auch eine behauptete positive hormonelle Einwirkung konnte nicht bestätigt werden – oder wenn, dann eher als Nebeneffekt der adaptogenen Wirkung von Panax-Ginseng. Denn Ginseng kann bei Frauen während der Menopause die Libido steigern und bei Männern Symptome einer erektilen Dysfunktion lindern.[196,197] Diese Effekte sind weniger auf hormonelle Veränderungen zurückzuführen, werden jedoch fälschlicherweise gern als »Beweise« dafür angesehen, dass Ginseng das hormonelle Profil der Sexualhormone beider Geschlechter beeinflussen kann.

Für die Wirkung von Panax-Ginseng ist die richtige Einnahme entscheidend. Man sollte unbedingt auf eine regelmäßige und ausreichend hochdosierte Einnahme achten. Die Standarddosierung liegt bei etwa 400 Milligramm täglich. Zur Behandlung von erektilen Dysfunktionen werden teilweise bis zu 3000 Milligramm täglich empfohlen.

Phosphatidylserin

Phosphatidylserin, ein Phospholipid, ist eng verwandt mit dem besser bekannten Lecithin. Es spielt eine wichtige Rolle bei der Blutgerinnung, vor allem aber im Bereich der Kommunikation der Zellen untereinander. Daher ist es auch nicht verwunderlich, dass Phosphatidylserin wichtiger Bestandteil der Zellen, vor allem im Gehirn, ist. Häufig wird es als sogenanntes Nootropikum eingesetzt. Nootropika beeinflussen das zentrale Nervensystem positiv, werden aber allzu oft unter dem Schlagwort »Gehirndoping« verkauft und vermarktet.

Auf einen Blick

Nahrungsergänzung

Phosphatidylserin isoliert oder als standardisiertes Soja-Lecithin

Einnahmeempfehlung

- Aufgeteilt auf zwei bis drei Einzelgaben
- An Trainingstagen zur Reduktion der Cortisolwerte unmittelbar vor und nach dem Training
- 200 Milligramm als Einzeldosis beziehungsweise 400 Milligramm als Einzeldosis zur Reduktion der Cortisolwerte

Phosphatidylserin hat tatsächlich eine Wirkung, die als Antidementivum bezeichnet wird und die einer Reduktion der geistigen Leistungsfähigkeit entgegenwirken soll.[198] Auch eine verbesserte Aufmerksamkeitsspanne konnte in diesem Zusammenhang beobachtet werden.[199] In Bezug auf das adaptogene Potenzial konnte man nach einer regelmäßigen Einnahme von Phosphatidylserin eine verbesserte kognitive Leistungsfähigkeit und Gehirnaktivität in Stresssituationen beobachten.[200]

Demnach profitieren von einer Supplementierung mit Phosphatidylserin auch hier wiederum in erster Linie Menschen, die vor allem in Stresszuständen geistig gefordert sind und eine hohe kognitive Leistungsfähigkeit erbringen müssen.

Im Kampf gegen Stress hat Phosphatidylserin noch eine weitere potenziell positive Wirkung: So konnte nach einer hochdosierten Gabe Phosphatidylserin eine Reduzierung von Cortisol beobachtet werden.[201] Vor allem Sportler nutzen diese Vorteile bereits während intensiver Trainings- und Wettkampfphasen oder ausgedehnter Diätphasen. Eine Erhöhung des Testosteronspiegels zusätzlich zu einer Verbesserung des Verhältnisses von Cortisol zu Testosteron konnte jedoch durch eine Supplementierung mit Phosphatidylserin nicht beobachtet werden.[202] Dennoch muss erwähnt werden, dass die Dosierung bei diesen Untersuchungen nur etwa 50 Prozent der Zufuhrmenge betrug, die in den Studien verabreicht wurde, bei denen eine cortisolsenkende Wirkung beobachtet wurde. Die Reduktion des Cortisolspiegels kann erst bei hoher Phosphatidylserinzufuhr beobachtet werden. Möglich ist, dass weitere hormonmodulierende Wirkungen ebenfalls erst in höherem Dosierungsbereich einsetzen.

Rhodiola rosea

Rhodiola rosea ist im Deutschen auch als Rosenwurz bekannt. Die aktiven Bestandteile dieses Adaptogens sind vor allem Rosavin, Rosin und Rosarin. Aber auch weitere Polyphenole und Flavonoide sind wirksam gegen Ermüdungszustände und zur Verbesserung der Stressresistenz. Vor allem in der traditionellen chinesischen Medizin findet *Rhodiola rosea* häufig Einsatz, aber auch in Skandinavien wird diese Pflanze regelmäßig verwendet.

Die Effektivität als Adaptogen kann durchaus als sehr hoch eingestuft werden,[203] bei regelmäßiger Zufuhr sogar in relativ geringer Dosierung. Insgesamt betrachtet gehört *Rhodiola rosea* wohl zu den stärksten Adaptogenen und wird teilweise sogar mit der Linderung diagnostizierter depressiver Zustände in Verbindung gebracht und als ernährungstherapeutische Begleittherapie eingesetzt.[204]

Daher sollte *Rhodiola rosea* sicherlich ganz oben auf der Liste stehen, wenn man sich überlegt, Adaptogene einzusetzen, besonders in Kombination mit einem weiteren Adaptogen: *Schisandra chinensis*. Diesem konnte in wissenschaftlichen Untersuchungen eine besonders potente Wirkung nachgewiesen werden, insbesondere in Bezug auf die kognitiven Fähigkeiten.[205]

Wie bereits erwähnt, sind schon geringe, langfristig eingenommene Dosierungen effektiv. Akute Gaben sollten deutlich höher dosiert werden. Allerdings sollte eine kurzfristige Dosierung von etwa 600 Milligramm nur wenige Tage andauern, da sich bei einer höheren Dosierung über einen zu langen Zeitraum Wirkung und Effektivität tendenziell verringern. Sinnvoller ist daher, rechtzeitig mit der Einnahme geringerer Dosen von *Rhodiola rosea* zu beginnen, sobald sich Stresssituationen anbahnen.

Auf einen Blick

Nahrungsergänzung

Rhodiola rosea mit mindestens 3 Prozent Rosavinanteil

Einnahmeempfehlung

- Täglich vor einer Mahlzeit
- 50 Milligramm zur präventiven Behandlung von Stresszuständen und bis zu 600 Milligramm zur akuten Bekämpfung von Stresszuständen und Ermüdung

Kapitel 7

Nootropika

Unter Nootropika versteht man eine Art »Gehirndoping«. Diese Mittel werden zur Verbesserung der geistigen Fähigkeiten eingesetzt, unter anderem zur Steigerung der Konzentrationsfähigkeit und der Aufmerksamkeit. Auch die Optimierung der Merkfähigkeit fällt darunter. Streng genommen sind Nootropika jedoch kein »Gehirndoping«, sondern Substanzen, die direkt auf das zentrale Nervensystem einwirken. Auch therapeutisch werden sie in vielerlei Hinsicht eingesetzt. Die im Folgenden vorgestellten Nahrungsergänzungsmittel zielen vor allem darauf ab, die kognitiven Fähigkeiten zu verbessern. Damit entsprechen sie einem wichtigen Aspekt der Wirkung von Nootropika und werden daher hier auch als solche bezeichnet.

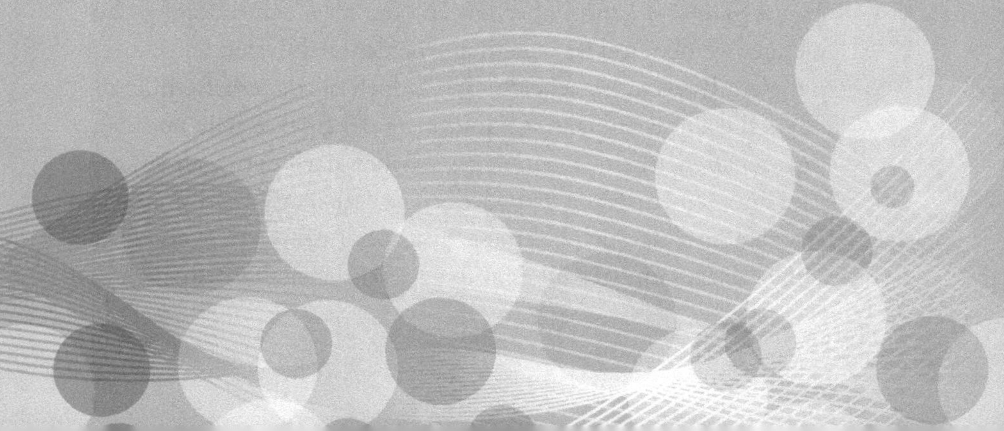

Bacopa monnieri

Bacopa monnieri, das Kleine Fettblatt, ist eine Pflanze aus der Gattung der Fettblätter. Es wird vor allem in Indien in der Ayurveda-Medizin seit Jahrtausenden vielseitig eingesetzt. In der indischen Heilkunst wird *Bacopa monnieri* seit jeher als Adaptogen und zur Verbesserung der Denkleistung genutzt, außerdem soll es lebensverlängernd wirken. Die entscheidenden Inhaltsstoffe von *Bacopa monnieri* sind die sogenannten Bacoside. Beim Kauf eines Nahrungsergänzungsmittels auf dieser Basis sollte auf die Qualität und Konzentration dieser Inhaltsstoffe geachtet werden. Extrakte haben meist eine Bacosid-Konzentration von bis zu 55 Prozent, wohingegen der Gehalt der Blätter selbst eher bei 10 bis 20 Prozent liegt. Daher müssen Supplemente mit *Bacopa monnieri* aus den ganzen Blättern deutlich höher dosiert werden.

Bei der Einnahme eines hochdosierten Extrakts reichen bereits etwa 300 Milligramm aus, um die Gedächtnisleistung zu optimieren. Spannend daran ist die Tatsache, dass diese Wirkung sowohl an gesunden Personen als auch an Personen mit verringerter kognitiver Leistungsfähigkeit beobachtet werden konnte.[206] Das unterscheidet diese Substanz von vielen anderen Nahrungsergänzungen auf diesem Gebiet, die nur bei bestehender Vorerkrankung, nicht jedoch bei Menschen ohne eingeschränkte Denkleistung wirken. *Bacopa monnieri* kann daher am ehesten als »Gehirndoping« bezeichnet werden und ist sicherlich eine der effektivsten Substanzen in diesem Bereich. Entscheidend ist jedoch die dauerhafte Einnahme – eine akute Einnahme bringt keinerlei Effekte. Die positiven Eigenschaften scheinen erst einige Wochen nach der regelmäßigen Einnahme einzutreten, dann jedoch in verstärktem Ausmaß. Es lässt sich eine deutliche Verbesserung der Aufmerksamkeit beobachten, die zusammen mit den zuvor beschriebenen Effekten einen längeren kognitiven Fokus begünstigt,[207] sodass man sich länger auf komplexere Dinge konzentrieren kann. Kein Wunder also, dass *Bacopa monnieri* vor allem bei Studenten sehr beliebt ist, die von diesem Mittel profitieren, sofern sie mit der Einnahme rechtzeitig vor einer anstehenden Lernphase beginnen.

Neben den positiven Einflüssen auf die Denkleistung lassen sich durch *Bacopa monnieri* Angstzustände reduzieren. Auch eine milde antidepressive Wirkung konnte in wissenschaftlichen Untersuchungen nachgewiesen werden.[208] Weitere häufig mit dieser Pflanze in Verbindung gebrachte Eigenschaften konnten bisher nicht eindeutig nachgewiesen werden. Als Nootropikum sollte *Bacopa monnieri* jedoch definitiv die erste Wahl sein.

Auf einen Blick

Nahrungsergänzung

Bacopa monnieri als Extrakt oder in Form von (getrockneten) Blättern

Einnahmeempfehlung

- Aufgrund der fettlöslichen Eigenschaften zusammen mit einer Mahlzeit
- Traditionell wird *Bacopa monnieri* in Indien zusammen mit Ghee konsumiert
- 300 Milligramm bei der Einnahme eines hochdosierten Extrakts (55 Prozent Bacoside) und 750 bis 1000 Milligramm bei den niedriger konzentrierten Blättern

Citicolin

Citicolin ist auch bekannt unter dem Namen CDP-Cholin, woran ersichtlich ist, dass es sich um eine Cholinverbindung handelt. Cholin kommt in unserem Körper als Zwischenprodukt des Stoffwechsels vor und ist wichtiger Bestandteil des Neurotransmitters Acetylcholin. Dieser ist entscheidend für die Nervenreizweiterleitung und kann sowohl am Sympathikus als auch am Parasympathikus seine Wirkung entfalten. Auch für die Synthese von Phospholipiden für Zellmembranen ist Cholin notwendig. Citicolin besteht aus einem Diphosphat der Base Cytosin und ist über eine Esterverbindung mit Cholin verknüpft.

Neben den bereits genannten Eigenschaften und Wirkungen kann die Einnahme von Citicolin zudem die Aufmerksamkeit und Konzentration steigern, weshalb es häufig auch als Nootropikum eingesetzt wird.[209] Ähnlich wie bei *Bacopa monnieri* ist jedoch auch hier eine regelmäßige Einnahme entscheidend. Studien, bei denen ein nootropischer Effekt beobachtet werden konnte, wurden in der Regel über mehrere Wochen durchgeführt. Nootropika sind daher allgemein eher als mittelfristige denn als akute Lösung zu verstehen. Das Gleiche gilt für die Verbesserung der Gedächtnisleistung.[210]

Einige weitere Untersuchungen konnten geringe appetitunterdrückende Effekte bei einer hohen Citicolin-Dosierung feststellen, die jedoch wohl nicht ausreichend stark ausgeprägt ist, um sich wirklich auf das Körpergewicht auswirken zu können.[211]

Eine Besonderheit von Citicolin ist seine Dosierung. So scheinen geringere Dosierungen im Bereich von 250 Milligramm bis maximal 500 Milligramm zur Steigerung der kognitiven Fähigkeiten besser zu wirken als hohe Dosierungen bis zu 2000 Milligramm.

Für die Appetitreduktion scheint hingegen das genaue Gegenteil der Fall zu sein: Hierfür sind hohe Dosierungen deutlich wirksamer. Wer also in erster Linie von den nootropischen Effekten von Citicolin profitieren möchte, sollte sich besser an der unteren Grenze der Dosierung orientieren. Die Hoffnung, mit einer höheren Dosierung noch bessere Effekte erzielen zu können, könnte ins genaue Gegenteil umschlagen.

Auf einen Blick

Nahrungsergänzung

Citicolin oder CDP-Cholin

Einnahmeempfehlung

- Aufgrund der fettlöslichen Eigenschaften zusammen mit einer Mahlzeit
- 250 bis maximal 500 Milligramm zur Steigerung der kognitiven Fähigkeiten bei Anwendung als Nootropikum
- Bis zu 2000 Milligramm, um die appetitreduzierenden Eigenschaften von Citicolin zu nutzen

Ginkgo biloba

Das mit Sicherheit bekannteste Nootropikum ist *Ginkgo biloba*. Hierbei handelt es sich um eine in China beheimatete Baumart, die jedoch mittlerweile weltweit angepflanzt wird. Der Wirkstoff des *Ginkgo biloba* befindet sich in den Blättern des Baums. Diese enthalten unterschiedliche Polyphenole und Flavonoide sowie Terpene. Die wichtigsten Terpene sind die Diterpene Ginkgoloide A, B, C, J und M. Bei der Einnahme von *Ginkgo biloba* sollte auf ein hochwertiges Extrakt mit einer Konzentration von 50:1 geachtet werden.

Es gibt eine Vielzahl von Studien, die die nootropischen und adaptogenen Effekte von *Ginkgo bilboa* nachweisen. So konnte beispielsweise beobachtet werden, dass die Einnahme eines *Ginkgo-biloba*-Extrakts die Gedächtnisleistung bei älteren Menschen verbessern kann.[212] Für jüngere existieren bisher kaum aussagekräftige Untersuchungen. Lediglich eine Studie, bei der *Ginkgo biloba* mit Ginseng als Einnahmekomplex kombiniert wurde, konnte auch bei Jüngeren positive Effekte auf die Gedächtnisleistung aufzeigen,[213] und zwar bereits nach einer einzigen Einnahme. Im Gegensatz zu den beiden anderen bereits vorgestellten Nootropika scheint *Ginkgo biloba* eine echte Akutalternative darzustellen. Diese akute Wirkung wird vorwiegend auf die durchblutungsfördernden Eigenschaften von *Ginkgo biloba* zurückgeführt.[214] Das sollte mit ein Grund dafür sein, warum *Ginkgo biloba* auch häufig bei erektiler Dysfunktion empfohlen wird. Dieser Effekt kann jedoch nicht durchgehend wissenschaftlich beobachtet oder nachgewiesen werden.[215] Da jedoch auch positive Untersuchungsergebnisse bei psychisch bedingten Erektionsstörungen existieren, lohnt sich im Fall der Fälle wohl ein Selbstversuch.[216]

Ein weiteres mögliches Einsatzgebiet von *Ginkgo biloba* ist die Verbesserung der Schlafqualität. Wer Probleme hat durchzuschlafen, kann von einer *Ginkgo-biloba*-Einnahme profitieren. Die Tiefschlafphasen können dadurch jedoch nicht direkt beeinflusst werden.[217] Allerdings gilt auch hier, dass man die Wirkung im Zweifelsfall an sich selbst austesten muss.

Auf einen Blick

Nahrungsergänzung

Ginkgo-biloba-Extrakt in einer Konzentration von 50:1

Einnahmeempfehlung

- Für einen akuten Effekt sollte eine höhere Dosis etwa ein bis drei Stunden vor der erwünschten geistigen Leistungssteigerung eingenommen werden.
- Um einen Rückgang kognitiver Leistungen zu verhindern, sollte *Ginkgo biloba* mehrmals täglich in kleineren Dosen, am besten zu einer Mahlzeit, eingenommen werden.
- 200 bis 250 Milligramm bei der Verwendung als akuter kognitiver Leistungsoptimierer
- dreimal täglich 50 bis 100 Milligramm für langfristige Effekte

Piracetam

Piracetam ist ein Derivat der Gamma-Amino-Buttersäure (GABA), das einen milden Einfluss auf die geistige Leistungsfähigkeit ausüben kann, primär durch eine verbesserte Sauerstoffversorgung des Gehirns. Dadurch wird eine nachlassende Gedächtnisleistung vermindert.[218] Medizinisch wird Piracetam häufig auch eingesetzt, um Gedächtnisschwächen und Konzentrationsstörungen bei Kindern zu behandeln. Aber auch an Demenz erkrankte Personen können unter Umständen von einer Piracetam-Einnahme profitieren.

In einzelnen Fällen ließ sich durch Piracetam auch das Aggressionspotenzial von Demenzkranken reduzieren.[219] Mittlerweile existieren neuere und effektivere Formen von Piracetam wie etwa Oxiracetam, das nachweislich die Aggressionsbereitschaft herabsetzt. Wie bei *Ginkgo biloba* gilt auch bei Piracetam, dass eine geringere Dosierung effektiver sein kann als eine zu hohe. Im Gegensatz zu *Ginkgo biloba*, dessen Effektivität bei höherer Dosierung schlichtweg abnimmt, können bei Piracetam auch Nebenwirkungen wie Verwirrung oder sogar Gedächtnisstörungen auftreten.[220]

Piracetam ist in Deutschland rezeptpflichtig und muss ärztlich verschrieben werden. Dementsprechend sollte auch seine Einnahme von einem Arzt überwacht werden, selbst wenn die Wahrscheinlichkeit auftretender Nebenwirkungen eher als gering einzustufen ist. Piracetam wird hier eher ergänzend zur Vervollständigung der am häufigsten verwendeten Nootropika aufgeführt.

Auf einen Blick

Nahrungsergänzung
Piracetam, Oxiracetam

Einnahmeempfehlung

- Verteilt auf zwei bis drei Einzeldosierungen jeweils vor den Mahlzeiten
- Maximale Zufuhrmenge 1600 Milligramm pro Einzeldosierung, auch geringere Mengen von etwa 1500 Milligramm Tagesdosis können bereits Wirkung zeigen

Stimulanzien

Unter Stimulanzien werden Verbindungen und Substanzen verstanden, die anregende Wirkungen haben, die Energie steigern oder die Wachheit verbessern. Stimulanzien werden heutzutage in vielfältiger Weise und zu unterschiedlichen Zwecken eingesetzt. Die wirkungsvollsten sollen im Folgenden erläutert werden.

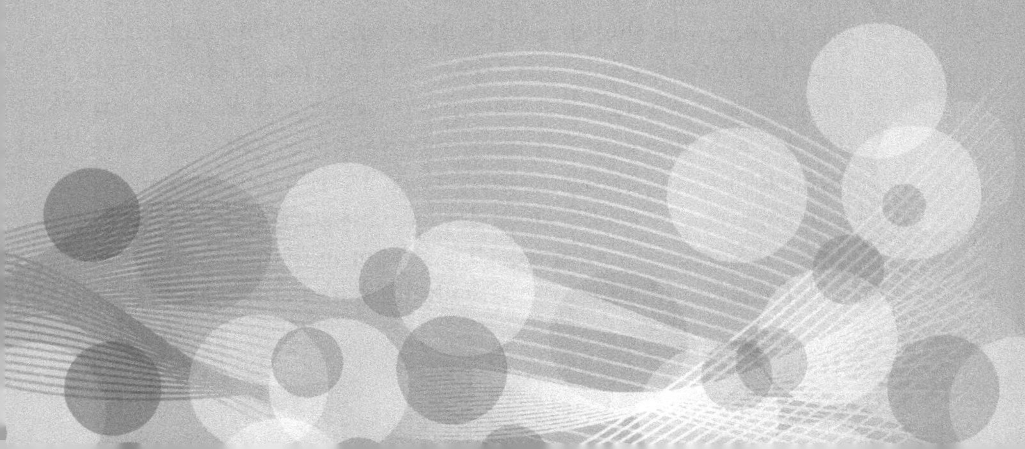

Citrus aurantium

Citrus aurantium, die Bitterorange oder Pomeranze, ist eine Zitruspflanze, die vermutlich aus einer Kreuzung zwischen Mandarine und Pampelmuse hervorgegangen ist. Aus ihr wird das Bitterorangenextrakt gewonnen, das oft Bestandteil diverser Nahrungsergänzungsmittel ist und als Fatburner angeboten wird. Der aktive Inhaltsstoff dieses Extrakts ist das Synephrin. Je nach Extrakt sind jedoch auch weitere Inhaltsstoffe wie Tyramine und Hordenine vorhanden. Synephrin wird häufig als kleine Schwester des Ephedrins bezeichnet, einem Sympathomimetika, das die Beta-Rezeptoren in unserem Körper stimuliert. Ähnlich wie bei Adrenalin wird der Sympathikus durch die Einnahme von Ephedrin stimuliert. Die Beta-Rezeptoren kommen vor allem im Fettgewebe, am Herzen und an der glatten Muskulatur vor. Das erklärt, warum Ephedrin – meist in Form von Pseudoephedrin – beispielsweise gegen Asthma eingesetzt wird, um die Bronchien zu erweitern. Im Fettgewebe kann Ephedrin eine verstärkte Lipolyse sowie eine erhöhte Thermogenese bewirken. Daher war es in der Vergangenheit auch als effektives Diätmittel beliebt, da es zusätzlich aufputscht und den Appetit unterdrückt. Nach mehreren Todesfällen infolge starker Überdosierung und kardiovaskulärer Nebenwirkungen wurde Ephedrin als Nahrungsergänzungsmittel vom Markt genommen.

Synephrin wirkt ähnlich auf die Beta-Rezeptoren wie Ephedrin, nur in sehr viel spezifischerer Weise. Während Ephedrin zu einem großen Teil auch die Beta-2-Rezeptoren stimuliert, die vor allem für die aufputschende Wirkung verantwortlich sind, stimuliert Synephrin mehr die Beta-3-Rezeptoren. Diese haben zwar ebenfalls einen deutlichen Effekt auf die Fettfreisetzung und Thermogenese im Körper, kommen jedoch insgesamt in sehr viel geringerer Häufigkeit und Dichte vor, weshalb die Wirkung von Synephrin ebenfalls deutlich geringer ist, ebenso im Hinblick auf den Fettabbau wie auf die anregende Wirkung.

Häufig wird von Nebenwirkungen von Synephrin berichtet, die jedoch aus rein wissenschaftlicher Sicht als eher unbegründet einzustufen sind. Dies konnte auch in einer Meta-Analyse an übergewichtigen Personen bestätigt werden, die zum Teil bis zur doppelten vom Bundesamt für Risikobewertung (BfR) empfohlenen Tagesmenge eingenommen hatten, teilweise sogar in Kombination mit Koffein als zusätzlichem Stimulanz.[221] Es ließ sich eine moderate positive Wirkung auf den Fettabbau beobachten, neben teilweise auftretenden Schlafstörungen – was jedoch bei der Einnahme von Stimulanzien nicht verwunderlich ist. Kardiovaskuläre Nebenwirkungen wie Veränderungen der Herzgesundheit oder des Blutdrucks wurde bei gesunden Menschen nicht beobachtet.

Auf einen Blick

Nahrungsergänzung

Citrus aurantium (Bitterorangenextrakt) oder p-Synephrin HCL

Einnahmeempfehlung

- Verteilt auf zwei bis drei Einzeldosierungen jeweils vor den Mahlzeiten mit dem Ziel der Körperfettreduktion
- Einmal in höherer Dosierung in Kombination mit Koffein als Stimulanz
- Pro Einzeldosierung 10 bis 20 Milligramm oder bis zu 50 Milligramm als akute Einzeldosierung

Ein wichtiger Faktor, der durchaus einen direkten Einfluss auf die Ergebnisse haben kann, ist die Form des eingenommenen Synephrins. So konnte gezeigt werden, dass p-Synephrin ein tendenziell geringeres Nebenwirkungspotenzial hat als vergleichbare Arten von Synephrin wie etwa p-Synephrin, das im *Citrus-aurantium*-Extrakt enthalten ist.

Sportler, die Synephrin einnehmen möchten, sollten besser auf ein reines Synephrin-HCL-Produkt zurückgreifen, denn das im *Citrus aurantium* in geringen Mengen enthaltene Octopamin kann zu einer positiven Dopingprobe führen. Auch dieser Inhaltsstoff stimuliert die Beta-Rezeptoren und kann die AMPK-Werte steigern und somit zu einer Aktiverung des Fettstoffwechsels beitragen.[222]

Synephrin allein in isolierter Form kann den Stoffwechselgrundumsatz steigern. Nach einer Einnahme von 50 Milligramm p-Synephrin konnte in Studien über einen Zeitraum von 75 Minuten eine Steigerung des Energieverbrauchs in Ruhe um 65 Kilokalorien festgestellt werden.[223] Durch die Kombination mit den weiteren Inhaltsstoffen Naringin und Hesperidin, ebenfalls Zitrusfruchtextrakte, wurde dieser Wert sogar fast verdreifacht. Auch hier ließen sich keine ernsthaften Nebenwirkungen bei gesunden Personen feststellen.

Die Einnahme als Stimulanz kann vor allem in Kombination mit Koffein sinnvoll sein. Ebenso kann *Citrus aurantium* die Fettreduktion unterstützen.

Grünteeextrakt

Grüner Tee, der vor allem im asiatischen Bereich regelmäßig getrunken wird, weist einige positive gesundheitliche Eigenschaften auf. Aufgrund des enthaltenen Koffeins und sogenannter Katechine hat grüner Tee auch einen stimulierenden Effekt. Vor allem das Katechin Epigallocatechingallat (EGCG) sorgt für die stimulierende Wirkung und gleichzeitig für eine verstärkte Lipolyse. So kommt es durch die Einnahme von EGCG zu einer gesteigerten Fettoxidation und, durch erhöhte Thermogenese, zu einer Reduktion des Körpergewichts,[224,225] wenngleich der Effekt auf die Stoffwechselrate eher gering ausfällt.[226]

Wird grüner Tee nicht als Extrakt und in Form von Nahrungsergänzungen eingenommen, sondern als herkömmlicher Tee getrunken, fallen die Effekte unterschiedlich aus. Die Grünteesorten mit dem höchsten EGCG-Gehalt sind Sencha und Matcha. Andere Sorten können einen deutlich geringeren Katechinanteil haben, was es zu beachten gilt, wenn man Studien oder Erfahrungsberichte über den Einsatz von grünem Tee liest.

Besonders effektiv wirkt grüner Tee in Kombination mit Koffein. Letzteres kann die Adrenalinausschüttung steigern, EGCG kann die Effekte des Adrenalins verstärken und den Noradrenalin-Abbau verzögern, sodass ein höherer Spiegel über einen längeren Zeitraum aufrechterhalten wird.[227] Dadurch wird auch die aufputschende Wirkung von Koffein verlängert.

Wer sich Grünteeextrakt aus gesundheitlichen Gründen zuführen möchte, kann beispielsweise auf eine Verbesserung der Blutfettwerte hoffen.[228] Vereinzelt lässt sich auch eine verbesserte Insulinsensibilität beobachten.[229] Das kann entsprechend den Nüchternblutzuckerspiegel senken, weshalb Grünteeextrakt oder der regelmäßige Konsum von grünem Tee für Diabetiker sinnvoll sein kann.[230]

Sportler können nicht nur von den stimulierenden Effekten der Katechine im grünen Tee profitieren, sondern auch bei starken Muskelschmerzen oder intensivem Muskelkater mit grünem Tee experimentieren. Einzelne Beobachtungen und Untersuchungen lassen eine Reduktion der Muskelermüdung nach intensiven Belastungen erahnen.[231] Allerdings ist die Datenlage hierzu weder ausführlich noch einheitlich. Zudem ist dafür eine extrem hohe Menge Grünteeextrakt zerforderlich, die Magen-Darm-Irritationen begünstigt.

Am besten profitiert man von den gesundheitlichen Effekten von grünem Tee, indem man ihn als Heiß- oder Kaltgetränk zu sich nimmt. Eine Einnahme von EGCG in Form von Nahrungsergänzungen ist eher zur Verwendung als Stimulanz oder zur Unterstützung einer Fettreduktionsdiät zu empfehlen.

Auf einen Blick

Nahrungsergänzung

Grüner Tee oder Grünteeextrakt mit einer Tagesdosis von 400 bis 500 Milligramm EGCG

Einnahmeempfehlung

- Verteilt auf mehrere Mahlzeiten, am besten in Kombination mit einer Mahlzeit
- 400 bis 500 Milligramm EGCG täglich zusammen mit Koffein zur Steigerung der Lipolyse und zur Unterstützung einer Diät zur Fettreduktion
- Bis zu 1800 Milligramm zur Reduzierung von Muskelschmerzen

Guarana

Guarana ist eine Pflanzenart, die mit Lianen zu vergleichen ist. Vor allem in Südamerka beliebt, wurde Guarana bereits von den Urvölkern zu unterschiedlichen Zwecken genutzt. Unter anderem enthält Guarana eine sehr hohe Koffeinkonzentration, was es zu einem potenten Stimulanz macht. Anders als reines Koffein beziehungsweise Koffein aus Kaffee oder bestimmten Tees wirkt das Koffein aus Guarana nicht so schnell. Der stimulierende Effekt setzt eher nach und nach ein, bleibt jedoch im Vergleich zum Koffein beispielsweise aus Kaffee länger erhalten. Es ist jedoch davon auszugehen, dass ein bedeutender Teil des im Guarana enthaltenen Koffeins vom Körper nicht optimal aufgenommen oder wieder ausgeschieden wird. Andernfalls müsste die in den Guarana-Samen enthaltene Koffeinmenge deutlich stärker wirken. Daher geht man davon aus, dass weitere Inhaltsstoffe wie zum Beispiel Guaranin hauptverantwortlich für die stimulierende Wirkung sind.

Weil Guarana den Fettabbau leicht unterstützt,[232] wird es hauptsächlich während kalorienreduzierter Diäten eingesetzt. Allerdings dürfte diese Wirkung vor allem auf seinen Koffeingehalt zurückzuführen sein.

Ein weiteres Anwendungsgebiet von Guarana ist die Einnahme beispielsweise vor langen Autofahrten. Durch seine mildere, jedoch länger als bei Koffein aus Kaffee, Koffeintabletten oder Energydrinks anhaltende stimulierende Wirkung erleben viele Anwender längere Phasen erhöhter Aufmerksamkeit ohne schnellen Wirkungsverlust, wie der häufig bei Koffein zu beobachten ist.

Auf einen Blick

Nahrungsergänzung
Guarana

Einnahmeempfehlung

- Etwa 60 Minuten bevor eine milde stimulierende Wirkung einsetzen soll
- Etwa 100 bis 300 Milligramm täglich, verteilt auf mehrere Einzeldosierungen von jeweils etwa 50 bis 100 Milligramm

Koffein

Das wohl beliebteste Stimulanz ist Koffein. Es ist auch die weltweit am häufigsten konsumierte Droge, die gleichzeitig sozial vollständig akzeptiert ist und in unterschiedlichsten Formen vorkommt, beispielsweise als einer der aktiven Inhaltsstoffe in Kaffee und Tee, aber auch in Form von Supplementen und Energydrinks – um nur einige Quellen zu nennen. Eingesetzt wird Koffein meist als Stimulanz, mit dem man sich aufputscht oder eine eintretende Müdigkeit vermeidet oder verringert. Koffein hat jedoch noch deutlich mehr Wirkungen, über die sich vor allem regelmäßige Kaffeetrinker freuen dürfen, sofern der Kaffeekonsum in moderatem Maße stattfindet.

Am besten untersucht sind sicherlich die Effekte des Koffeins auf die körperliche Leistungsfähigkeit. So begünstigt der Konsum von Koffein eine verstärkte Kraftentwicklung, was sich Sportler gern zunutze machen.[233] Vor allem Sportler, für die eine maximale Kraftentwicklung von Vorteil ist, wie etwa Sprinter oder Gewichtheber, profitieren von einer akuten Koffeineinnahme. Doch auch an Ausdauersportlern können Leistungsoptimierungen in vielerlei Hinsicht beobachtet werden.[234] Insgesamt steigt die Toleranz gegenüber Trainings- und Wettkampfbelastungen durch Koffein an, wodurch die Ermüdung subjektiv weniger stark empfunden wird.[235] So können Sportler ein höheres Trainingsvolumen oder eine höhere Trainingsintensität absolvieren, was bei gut geplanter Regenerationsphase mit unterstützenden Tätigkeiten – etwa einem angepassten Ernährungsplan – zu besseren Adaptationen auf den Trainingsreiz führen kann.[236] Allerdings stellt sich bei Koffein schnell ein Gewöhnungseffekt ein, weshalb es nicht sinnvoll ist, sich vor jeder Trainingseinheit höhere Konzentrationen Koffein zuzuführen oder dauerhaft die Koffeinzufuhr immer weiter anzuheben.[237] Man profitiert vom stimulierenden Effekt des Koffeins dauerhaft am besten, wenn man in regelmäßigen Abständen einen sieben- bis zehntägigen Koffeinverzicht einlegt – immer dann, wenn man merkt, dass die stimulierende Wirkung einer bestimmten Dosierung nicht mehr eintritt und die empfohlene Höchstmenge bei einer noch höheren Dosierungsmenge überschritten werden würde.

Die maximale als sicher geltende Dosierung von Koffein liegt im Bereich von 4 bis 6 Milligramm pro Kilogramm Körpergewicht, wobei sich die akute Wirkung sehr hoher Dosierungen von deutlich geringeren kaum unterscheidet und es daher kaum Gründe für eine sehr hohe Koffeindosierung als Stimulanz gibt.[238]

Neben der körperlich anregenden Wirkung wird dem Koffein auch eine Steigerung der kognitiven Leistungsfähigkeit zugeschrieben. So können vereinzelte Studien eine Verbesserung der Reaktionszeit durch eine akute Koffeingabe beobachten, die sich vor allem Autofahrer vor längeren Strecken gern zunutze machen.[239] Und auch die Gedächtnisleistung kann durch Koffein positiv beeinflusst werden.[240] Diese Wirkung kann jedoch auch mit der verbesserten Wachheit zusammenhängen und muss nicht unbedingt eine eigenständige Wirkung darstellen.

Eine Frage, die sich in diesem Zusammenhang immer wieder stellt, ist der Einfluss von Koffein auf die Gesundheit. Dazu gibt es ganz unterschiedliche Auffassungen. Zumeist lässt sich beobachten, dass Koffein allein keine grundsätzlich negativen Folgen für die Gesundheit hat, wobei die positiven Effekte meist nicht von einer isolierten Koffeingabe ausgehen, sondern von der Einnahme von Tee oder Kaffee. Beide dieser Koffeinquellen enthalten nämlich neben Koffein noch diverse sekundäre Pflanzenstoffe wie Flavonoide und

Polyphenole, die zu einem Großteil für einige der positiven Wirkungen verantwortlich sein können.

Die häufigsten Bedenken in Bezug auf Koffein betreffen den Blutdruck und die Blutfettwerte. Und tatsächlich kann es durch Koffein zu einem Blutdruckanstieg kommen. Die Ursache ist jedoch in der Regel eine genetische Disposition oder eine niedrige Toleranz gegenüber Koffein und kann nicht verallgemeinert werden.[241] Veränderungen unterschiedlicher Blutfettwerte, etwa des Triglyzeridspiegels oder der Cholesterinwerte, sind hingegen kaum zu erwarten.[242] Beim Kaffeekonsum kann, wie gesagt, aufgrund der weiteren Inhaltsstoffe sogar eher mit gesundheitlichen Vorteilen gerechnet werden.[243]

Ein weiteres häufiges Einsatzgebiet von Koffein ist die Unterstützung einer Diät zum Fettabbau. Koffein kurbelt die Thermogenese des Körpers deutlich an und sorgt damit für einen Mehrverbrauch an Kalorien, ohne dass man mehr Sport treiben müsste.[244] Dieser Effekt ist zwar nicht mit erhöhtem Kalorienverbrauch zu vergleichen, jedoch ausreichend, dass es auf Dauer zu bemerkenswerten Zusatzeffekten kommen kann. Gleichzeitig kann eine Koffeinzufuhr auch eine Adrenalinausschüttung anregen und dadurch die Lipolyse im Körper erhöhen.[245] Das kann zusätzlich die Oxidation freier Fettsäuren verstärken und so den Fettstoffwechsel anregen.[246] Ein oftmals angepriesener, diätunterstützender Effekt durch die Reduktion des Appetits kann nicht durchgehend beobachtet werden. Dieser zeigt sich eher beim Konsum von Kaffee bei isolierter Koffeinzufuhr – konnte aber nicht durchweg beobachtet werden.[247]

Auf einen Blick

Nahrungsergänzung

Koffein als 1,3,7 Trimethylxanthin oder in Form von Kaffee oder Tee

Einnahmeempfehlung

- Aufgeteilt auf mehrere Einzelgaben zur Diätunterstützung
- In höherer Dosierung zur Steigerung der akuten Aufmerksamkeit und zur Verminderung von Müdigkeit
- Langsam steigernd bei seltenem Gebrauch von Koffein oder bei geringer Koffeintoleranz
- Maximal 4 bis 6 Milligramm Koffein pro Kilogramm Körpergewicht täglich, wobei 200 bis 400 Milligramm täglich aufgeteilt auf mehrere Einzeldosierungen oder als akute Einzeldosierung zur Leistungsoptimierung in der Regel ausreichend sind

Nahrungsergänzungen zur Verbesserung der Schlafqualität

Während Stimulanzien mit ihrer aufputschenden Wirkung Müdigkeit bekämpfen und Aufmerksamkeit und Konzentration steigern sollen, suchen immer mehr Menschen nach Möglichkeiten, das genaue Gegenteil zu erreichen und ihre Schlafqualität zu verbessern. Viele erhoffen sich dadurch eine bessere Regeneration. Nicht wenige Menschen sind von Einschlaf- oder Durchschlafproblemen betroffen und können nur schwer »abschalten«, sei es von privatem oder beruflichem Stress. Die folgenden Nahrungsergänzungen können helfen.

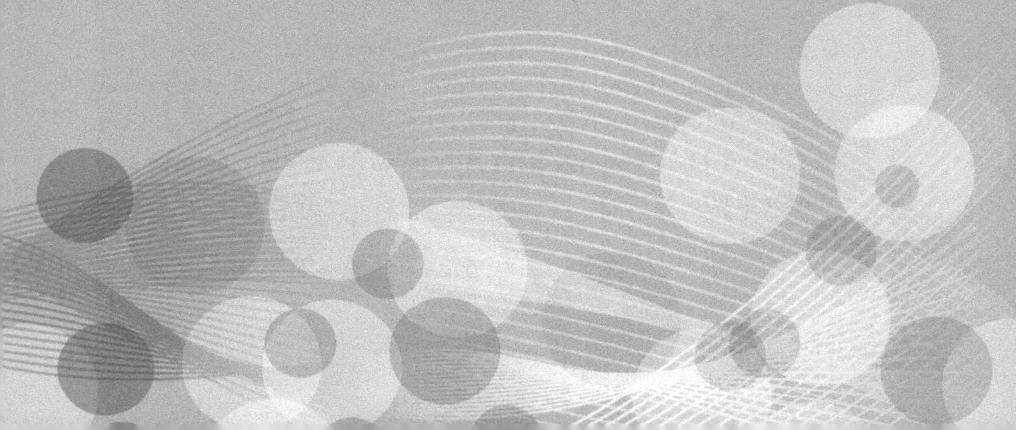

Gamma-Amino-Buttersäure (GABA)

Der Neurotransmitter GABA wirkt im Gehirn und hat hemmende Eigenschaften, weshalb er häufig bei Einschlafproblemen empfohlen wird. Interessanterweise stimuliert GABA aber auch in erheblichem Maße die Ausschüttung des Wachstumshormons.[248] Sehr speziell daran ist, dass sich dieser Effekt, der sich auch bei anderen Aminosäuren nachweisen ließ, bei GABA bereits bei verhältnismäßig geringen Dosierungen und über eine orale Gabe beobachten ließ, während viele Untersuchungen mit anderen Aminosäuren eine intravenöse Gabe voraussetzten. Da das Wachstumshormon stark lipolytische Eigenschaften hat, ist es nicht verwunderlich, dass GABA auch gern zu Diätzwecken eingesetzt wird – wenngleich bestenfalls eine minimale Wirkung zu erwarten ist.

Anders sieht es bei der Verbesserung der Schlafqualität aus. Hier stimmen klinische Beobachtungen und Anwendererfahrungen überein. Selbst bei nur kurzer Schlafdauer ist mit einer deutlichen Verbesserung der Schlafqualität zu rechnen, ohne dass sich am Folgetag ein »Katergefühl« einstellt.[249] Die Anwender berichten durchweg, dass sie fit sind, selbst nach nur vier bis fünf Stunden Schlaf pro Nacht. Kein Wunder also, dass vor allem Menschen in arbeitsreichen oder stressigen Lebensphasen, aber auch Sportler mit hohem Trainingsaufwand gern auf GABA zurückgreifen.

Gute Ergebnisse sind in einem Dosierungsbereich von 3 bis 5 Gramm bei abendlicher Einnahme, möglichst auf nüchternen Magen, zu beobachten. Doch auch bei geringen Dosierungen von lediglich 1 bis 2 Gramm stellt sich teilweise schon eine sehr gute Wirkung ein.

Manche Anwender berichten aber auch von unangenehmen, wenngleich harmlosen Nebenwirkungen. So können sich ein unangenehmes Kribbeln unter der Haut und Atembeschwerden einstellen. Zwar scheinen diese Nebenwirkungen keinen ernsten Hintergrund zu haben, sie sind für den Betroffenen aber zumeist beängstigend und können auf eine individuelle Unverträglichkeit hinweisen. In solchen Fällen sollte GABA nicht weiter konsumiert werden. Eine Alternative ist eine abendliche Einnahme der Aminosäure Glutamin, die Teil des GABA-Stoffwechsels ist, von der jedoch keine Nebenwirkungen bekannt sind. Sinnvoll ist es zudem, mit geringen Dosierungen von 1 bis 2 Gramm zu beginnen und die Einnahme langsam zu steigern, um Nebenwirkungen bestmöglich zu vermeiden.

Auf einen Blick

Nahrungsergänzung

Gamma-Amino-Buttersäure (GABA)

Einnahmeempfehlung

- Etwa 30 bis 60 Minuten vor dem Schlafengehen, möglichst auf nüchternen Magen
- Nicht in Kombination mit Nahrungsproteinen einnehmen, da die Wirkung sonst rapide nachlässt
- Mit 1 bis 2 Gramm pro Portion beginnen; bei ausbleibender Wirkung bis zu einer maximalen Dosierung von 3 bis 5 Gramm steigern; bei eintretenden Nebenwirkungen absetzen

Melatonin

Melatonin kann in Deutschland nur in kleinen Mengen frei erworben werden. In anderen Ländern ist es ein häufig eingesetztes Nahrungsergänzungsmittel zur Behebung von Einschlafstörungen und zur Verbesserung der Schlafqualität. In Deutschland ist Melatonin in Nahrungsergänzungen nur begrenzt zulässig, weil es ein Hormon ist, und zwar ein Metabolit des Tryptophanstoffwechsels. Die Bildung findet im Gehirn statt und wird durch Licht unterdrückt. Nimmt die Lichteinstrahlung ab, nimmt die Melatoninproduktion zu. Daher wird zum Abend hin vermehrt Melatonin ausgeschüttet, sodass wir schläfrig werden. Das erklärt, warum künstliches Licht am Abend, vor allem blaues Licht, das die Melatoninausschüttung zusätzlich hemmt, die Schlafqualität negativ beeinträchtigt. Daher ist es sinnvoll, zum Abend hin das Licht zu dimmen, um die natürliche Melatoninproduktion anzuregen.

Alternativ kann Melatonin über Supplemente eingenommen werden – mit ähnlicher Wirkung. Dennoch ist eine natürliche Synthese sinnvoller, da Menge und Intervalle der Synthese einem Regelmechanismus unterliegen. Oftmals sind Schlafstörungen aber auch auf andere Ursachen zurückzuführen, etwa psychische Störungen oder Erkrankungen wie Tinnitus, bei denen eine Melatonineinnahme die Schlafqualität verbessern kann.[250]

Recht häufig wird Melatonin auch bei Jetlag-bedingten Schlafstörungen empfohlen, wenn der Biorhythmus gestört ist, wovon auch die Melatoninausschüttung betroffen ist. Eine Melatonineinnahme kann helfen, dass man sich schneller an den neuen Rhythmus anpasst und die Schlaflosigkeit aufgrund des verschobenen Biorhythmus in kürzerer Zeit behebt.[251]

Auf einen Blick

Nahrungsergänzung

Melatonin

Einnahmeempfehlung

- 30 bis 60 Minuten vor dem Schlafengehen oder zur Verminderung von Jetlag-Nebenwirkungen infolge des umgestellten Biorhythmus
- Mit niedrigen Dosierungen von 1 Milligramm täglich beginnen. Stellt sich keine Verbesserung der Schlafqualität ein, kann die Dosierung langsam und schrittweise auf bis zu 5 Milligramm täglich erhöht werden.

Eher unbekannte Wirkungen sind eine eventuelle Erhöhung des Leptinspiegels unmittelbar nach einer Melatonineinnahme und ein positiver Einfluss auf das Gastrin.[252,253] Zwar liegt vor allem bei der Leptinreaktion kein einheitliches Ergebnis vor, dennoch besteht die Möglichkeit, dass Melatonin somit auch die Stoffwechselaktivität direkt beeinflusst. Interessanter ist Melatonin für Menschen mit entzündlichen Darmerkrankungen. Diese können scheinbar unter einer Einnahme von Melatonin schneller abheilen beziehungsweise Melatonin kann für eine Besserung der Symptome sorgen. Auch hier ist im Zweifelsfall ein ärztlich überwachter Eigenversuch anzuraten, da nicht alle Untersuchungen positive Ergebnisse zeigen konnten.

Wird Melatonin zur Verbesserung der Schlafqualität eingesetzt, werden in der Regel Dosierungen von 1 bis 5 Milligramm empfohlen. Die Wirkung ist jedoch nicht an die Dosierung gebunden:

Mehr bringt nicht automatisch bessere Ergebnisse und eine höhere Dosierung bedeutet nicht, dass man schneller einschläft oder besser durchschläft. Daher ist es ratsam, mit einer möglichst geringen Dosierung zu beginnen und diese nur zu erhöhen, wenn keine Besserung beziehungsweise Veränderung der Schlafqualität zu beobachten ist. Ebenfalls wichtig: Melatonin sollte nicht als Dauerlösung herangezogen werden, um beispielsweise spätabendliches Arbeiten am Computer mit anschließenden Einschlafschwierigkeiten zu kompensieren. In solchen Fällen ist eine Verbesserung der Schlafhygiene anzuraten. Melatonin sollte nur für kurze Phasen eingesetzt werden.

Valeriana officinalis

Valeriana officinalis ist der botanische Name des Echten Baldrian. Genutzt werden von dieser Pflanze jedoch die unterirdischen Teile, also die Wurzeln. Baldrianwurzel wird so häufig wie kaum ein anderes Nahrungsergänzungsmittel eingenommen, wenn es darum geht, zur Ruhe zu kommen und den Schlaf zu verbessern. Oft wird Baldrian auch allgemein gegen Stress angewendet. Teilweise wird der Baldrianwurzel auch eine starke adaptogene Wirkung nachgesagt.

Eine Verbesserung der Schlafqualität wird nur bei starken Schlafstörungen und Einschlafproblemen beobachtet.[254] Ist dies nicht der Fall, bleibt die Einnahme von Baldrian wirkungslos. Eine akute Wirkung scheint daher von Baldrian nicht auszugehen und eine präventive Einnahme ist nicht sinnvoll. Hier gilt es jedoch, persönliche Reaktionen auszutesten. Viele Anwender berichten, dass sie sich nach einer abendlichen Einnahme von Baldrian besser entspannen können. Ob es sich dabei um einen Placeboeffekt handelt, kann nicht endgültig geklärt werden. Die wissenschaftliche Datenlage spricht jedoch dagegen, dass Baldrian die Schlafqualität stark verbessert. Der Einsatz von Baldrian lohnt sich am ehesten, um die Einschlafzeit zu verkürzen.[255] Möchte man die Schlafqualität insgesamt verbessern, ist es ratsam, Baldrian mit weiteren schlaffördernden Substanzen zu kombinieren.

Eine empfundene Verbesserung der Schlafqualität kann jedoch auch mit dem allgemein beruhigenden Effekt zusammenhängen, der sich jedoch als problematisch erweisen kann.[256] Gerade hohe Dosierungen können dazu führen, dass die beruhigende Wirkung bis zum nächsten Tag andauert und man sich nicht fit und ausgeschlafen, sondern immer noch müde und erschöpft fühlt. Das hängt jedoch mit der Dosierung zuammen: Je höher die Dosierung, desto stärker ist dieser Effekt. Eine Verringerung der Dosierung reduziert auch diese Symptome. Hier sollte man für sich selbst herausfinden, ab welcher Schwelle die unerwünschten Begleiterscheinungen auftreten.

Auf einen Blick

Nahrungsergänzung

Baldrianwurzelextrakt

Einnahmeempfehlung

- In mehreren kleinen Einzelgaben über den Tag verteilt für einen allgemein beruhigenden Effekt
- Etwa 60 Minuten vor dem Schlafengehen, um die Einschlafzeit zu verkürzen
- Die Dosierung sollte zwischen 300 bis 750 Milligramm täglich betragen und individuell ausgelotet werden, um eine übermäßige Ermüdung zu vermeiden.

Anhang

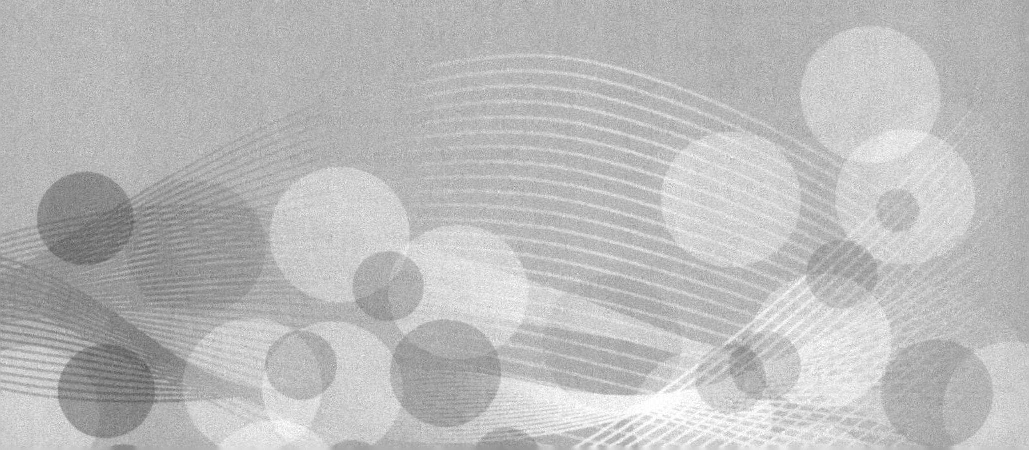

Stichwortverzeichnis

Quellen

1 https://www.dge.de/wissenschaft/referenzwerte/protein/, Stand: 03.07.2018

2 Phillips, Stuart M. *Dietary protein requirements and adaptive advantages in athletes.* British Journal of Nutrition 108.S2 (2012): S158–S167

3 Ellerbroek, Anya, et al. *The effects of heavy resistance training and a high protein diet (3.4 g/kg/d) on body composition, exercise performance and indices of health in resistance-trained individuals-a follow-up investigation.* Journal of the International Society of Sports Nutrition 12.1 (2015): P37

4 Antonio, Jose et al. *The effects of consuming a high protein diet (4.4 g/kg/d) on body composition in resistance-trained individuals.* Journal of the International Society of Sports Nutrition 11.1 (2014): 19

5 Westerterp-Plantenga, Margriet S., Sofie G. Lemmens und Klaas R. Westerterp. *Dietary protein – its role in satiety, energetics, weight loss and health.* British journal of nutrition 108.S2 (2012): S105–S112

6 Long, S. J., A. R. Jeffcoat und D. J. Millward. *Effect of habitual dietary-protein intake on appetite and satiety.* Appetite 35.1 (2000): 79–88

7 Halton, Thomas L. und Frank B. Hu. *The effects of high protein diets on thermogenesis, satiety and weight loss: a critical review.* Journal of the American College of Nutrition 23.5 (2004): 373–385

8 Campos-Nonato, Ismael, Lucia Hernandez und Simon Barquera. *Effect of a high-protein diet versus standard-protein diet on weight loss and biomarkers of metabolic syndrome: a randomized clinical trial.* Obesity facts 10.3 (2017): 238–251

9 Mansoor, Nadia et al. *Effects of low-carbohydrate diets v. low-fat diets on body weight and cardiovascular risk factors: a meta-analysis of randomised controlled trials.* British Journal of Nutrition 115.3 (2016): 466–479

10 Boirie, Yves et al. *Slow and fast dietary proteins differently modulate postprandial protein accretion.* Proceedings of the National Academy of Sciences 94.26 (1997): 14930–14935

11 Jost, Rolf, Niklaus Meister und Julio C. Monti. *Preparation of a hypoallergenic whey protein hydrolyzate and food.* U.S. Patent No. 5,039,532. 13. Aug. 1991

12 Bounous, Gustavo, P. A. L. Kongshavn und Phil Gold. *The immunoenhancing property of dietary whey protein concentrate.* Clin Invest Med 11.4 (1988): 271–278

13 Markus, C. Rob, Berend Olivier und Edward H. F. de Haan. *Whey protein rich in α-lactalbumin increases the ratio of plasma tryptophan to the sum of the other large neutral amino acids and improves cognitive performance in stress-vulnerable subjects.* The American journal of clinical nutrition 75.6 (2002): 1051–1056

14 Boirie, Yves et al. *Slow and fast dietary proteins differently modulate postprandial protein accretion.* Proceedings of the National Academy of Sciences 94.26 (1997): 14930–14935

15 Kerksick, Chad M. et al. *The effects of protein and amino acid supplementation on performance and training adaptations during ten weeks of resistance training.* The Journal of Strength & Conditioning Research 20.3 (2006): 643–653

16 Young, Vernon R. et al. *A long-term metabolic balance study in young men to assess the nutritional quality of an isolated soy protein and beef proteins.* The American journal of clinical nutrition 39.1 (1984): 8–15

17 Messina, Mark und Geoffrey Redmond. *Effects of soy protein and soybean isoflavones on thyroid function in healthy adults and hypothyroid patients: a review of the relevant literature.* Thyroid 16.3 (2006): 249–258

18 Potter, Susan M. *Overview of proposed mechanisms for the hypocholesterolemic effect of soy.* The Journal of nutrition 125.suppl_3 (1995): 606S–611S

19 https://www.test.de/Gentechnik-in-Soja-Lebensmitteln-So-viel-steckt-drin-4127284-4127289/. Stand: 2. Juli 2018

20 Baskaran, V. et al. *Biological evaluation for protein quality of supplementary foodsbased on popped cereals and legumes suitable for feeding rural mothers and children in India.* Plant Foods for Human Nutrition 56.1 (2001): 37–49

21 Babault, Nicolas et al. *Pea proteins oral supplementation promotes muscle thickness gains during resistance training: a double-blind, randomized, Placebo-controlled clinical trial vs. Whey protein.* Journal of the International Society of Sports Nutrition 12.1 (2015): 3

22 Zdzieblik, Denise et al. *Collagen peptide supplementation in combination with resistance training improves body composition and increases muscle strength in elderly sarcopenic men: a randomised controlled trial.* British Journal of Nutrition 114.8 (2015)

23 Schwedhelm, Edzard et al. *Pharmacokinetic and pharmacodynamic properties of oral L-citrulline and L-arginine: impact on nitric oxide metabolism.* British journal of clinical pharmacology 65.1 (2008): 51–59

24 Willoughby, Darryn S. et al. *Effects of 7 days of arginine-alpha-ketoglutarate supplementation on blood flow, plasma L-arginine, nitric oxide metabolites, and asymmetric dimethyl arginine after resistance exercise.* International journal of sport nutrition and exercise metabolism 21.4 (2011): 291–299

25 Lucotti, Pietro et al. *Beneficial effects of a long-term oral L-arginine treatment added to a hypocaloric diet and exercise training program in obese, insulin-resistant type 2 diabetic patients.* American Journal of Physiology-Endocrinology and Metabolism 291.5 (2006): E906–E912

26 Bode-Böger, Stefanie M. et al. *L-arginine-induced vasodilation in healthy humans: pharmacokinetic–pharmacodynamic relationship.* British journal of clinical pharmacology 46.5 (1998): 489–497

27 Willoughby, Darryn S. et al. *Effects of 7 days of arginine-alpha-ketoglutarate supplementation on blood flow, plasma L-arginine, nitric oxide metabolites, and asymmetric dimethyl arginine after resistance exercise* International journal of sport nutrition and exercise metabolism 21.4 (2011): 291–299

28 Wilson, Andrew M. et al. *L-arginine supplementation in peripheral arterial disease: no benefit and possible harm.* Circulation 116.2 (2007): 188–195

29 Wax, Benjamin et al. *Acute L-arginine alpha ketoglutarate supplementation fails to improve muscular performance in resistance trained and untrained men.* Journal of the International Society of Sports Nutrition 9.1 (2012): 17

30 Liu, Tsung-Han et al. *No effect of short-term arginine supplementation on nitric oxide production, metabolism and performance in intermittent exercise in athletes.* The Journal of nutritional biochemistry 20.6 (2009): 462–468

31 Bailey, Stephen J. et al. *Acute L-arginine supplementation reduces the O2 cost of moderate-intensity exercise and enhances high-intensity exercise tolerance.* Journal of Applied Physiology 109.5 (2010): 1394–1403

32 Abel, Tilo et al. *Influence of chronic supplementation of arginine aspartate in endurance athletes on performance and substrate metabolism.* International journal of sports medicine 26.05 (2005): 344–349

33 Monti, L. D. et al. *Effect of a long-term oral l-arginine supplementation on glucose metabolism: a randomized, double-blind, placebo-controlled trial.* Diabetes, Obesity and Metabolism 14.10 (2012): 893–900

34 Jablecka, A. et al. *The effect of oral L-arginine supplementation on fasting glucose, HbA1c, nitric oxide and total antioxidant status in diabetic patients with atherosclerotic peripheral arterial disease of lower extremities.* Eur Rev Med Pharmacol Sci 16.3 (2012): 342–350

35 Monti, L. D. et al. *Effect of a long-term oral l-arginine supplementation on glucose metabolism: a randomized, double-blind, placebo-controlled trial.* Diabetes, Obesity and Metabolism 14.10 (2012): 893–900

36 Nair, K. Sreekumaran, D. Halliday und Robert C. Griggs. *Leucine incorporation into mixed skeletal muscle protein in humans.* American Journal of Physiology-Endocrinology And Metabolism 254.2 (1988): E208–E213

37 Glynn, Erin L. et al. *Excess Leucine Intake Enhances Muscle Anabolic Signaling but Not Net Protein Anabolism in Young Men and Women–3.* The Journal of nutrition 140.11 (2010): 1970–1976

38 Dieter, Brad P., Brad Jon Schoenfeld und Alan A. Aragon. *The data do not seem to support a benefit to BCAA supplementation during periods of caloric restriction.* Journal of the International Society of Sports Nutrition 13.1 (2016): 21

39 Wolfe, Robert R. *Branched-chain amino acids and muscle protein synthesis in humans: myth or reality?* Journal of the International Society of Sports Nutrition 14.1 (2017): 30

40 Norton, Layne E. et al. *The leucine content of a complete meal directs peak activation but not duration of skeletal muscle protein synthesis and mammalian target of rapamycin signaling in rats.* The Journal of nutrition 139.6 (2009): 1103–1109

41 Atherton, Philip J. et al. *Muscle full effect after oral protein: time-dependent concordance and discordance between human muscle protein synthesis and mTORC1 signaling.* The American journal of clinical nutrition 92.5 (2010): 1080–1088

42 Drummond, Micah J. und Blake B. Rasmussen. *Leucine-Enriched Nutrients and the Regulation of mTOR Signalling and Human Skeletal Muscle Protein Synthesis.* Current opinion in clinical nutrition and metabolic care 11.3 (2008): 222

43 Wiśnik, Piotr et al. *The effect of branched chain amino acids on psychomotor performance during treadmill exercise of changing intensity simulating a soccer game.* Applied physiology, nutrition, and metabolism 36.6 (2011): 856–862

44 Portier, H. et al. *Effects of branched-chain amino acids supplementation on physiological and psychological performance during an offshore sailing race.* European journal of applied physiology 104.5 (2008): 787–794

45 Gualano, A. B. et al. *Branched-chain amino acids supplementation enhances exercise capacity and lipid oxidation during endurance exercise after muscle glycogen depletion.* The Journal of sports medicine and physical fitness 51.1 (2011): 82–88

46 Doi, Masako et al. *Hypoglycemic effect of isoleucine involves increased muscle glucose uptake and whole body glucose oxidation and decreased hepatic gluconeogenesis.* American journal of physiology-endocrinology and metabolism 292.6 (2007): E1683–E1693

47 Ochiai, Masayuki et al. *Short-term effects of L-citrulline supplementation on arterial stiffness in middle-aged men.* International journal of cardiology 155.2 (2012): 257–261

48 Orozco-Gutiérrez, Juan José et al. *Effect of L-arginine or L-citrulline oral supplementation on blood pressure and right ventricular function in heart failure patients with preserved ejection fraction.* Cardiology journal 17.6 (2010): 612–618

49 Pérez-Guisado, Joaquín und Philip M. Jakeman. *Citrulline malate enhances athletic anaerobic performance and relieves muscle soreness.* The Journal of Strength & Conditioning Research 24.5 (2010): 1215–1222

50 Bendahan, D. et al. *Citrulline/malate promotes aerobic energy production in human exercising muscle.* British journal of sports medicine 36.4 (2002): 282–289

51 Topo, Enza et al. *The role and molecular mechanism of D-aspartic acid in the release and synthesis of LH and testosterone in humans and rats.* Reproductive Biology and Endocrinology 7.1 (2009): 120

52 Willoughby, Darryn S. und Brian Leutholtz. *D-Aspartic acid supplementation combined with 28 days of heavy resistance training has no effect on body composition, muscle strength, and serum hormones associated with the hypothalamo-pituitary-gonadal axis in resistance-trained men.* Nutrition research 33.10 (2013): 803–810

53 D'Aniello, Gemma et al. *d-Aspartate, a key element for the improvement of sperm quality.* Advances in Sexual Medicine 2.04 (2012): 45

54 Rowbottom, David G., David Keast und Alan R. Morton. *The emerging role of glutamine as an indicator of exercise stress and overtraining.* Sports Medicine 21.2 (1996): 80–97

55 Parry-Billings, M. A. R. K. et al. *Plasma amino acid concentrations in the overtraining syndrome: possible effects on the immune system.* Medicine and science in sports and exercise 24.12 (1992): 1353–1358

56 O'riordain, M. G., A. Beaux De und K. C. Fearon. *Effect of glutamine on immune function in the surgical patient.* Nutrition (Burbank, Los Angeles County, Calif.) 12.11-12 Suppl (1996): S82–84

57 Zipp, F. et al. *Glutamine synthetase actiity in patients with Parkinson's disease.* Acta neurologica scandinavica 97.5 (1998): 300–302

58 Hond, Elly Den et al. *Effect of long-term oral glutamine supplements on small intestinal permeability in patients with Crohn's disease.* Journal of Parenteral and Enteral Nutrition 23.1 (1999): 7–11

59 Bassini-Cameron, Adriana et al. *Glutamine protects against increases in blood ammonia in football players in an exercise intensity-dependent way.* British journal of sports medicine 42.4 (2008): 260–266

60 Welbourne, Tomas C. *Increased plasma bicarbonate and growth hormone after an oral glutamine load.* The American journal of clinical nutrition 61.5 (1995): 1058–1061

61 File, Sandra E., Emma Fluck und Cathy Fernandes. *Beneficial effects of glycine (bioglycin) on memory and attention in young and middle-aged adults.* Journal of clinical psychopharmacology 19.6 (1999): 506–512

62 Yamadera, Wataru et al. *Glycine ingestion improves subjective sleep quality in human volunteers, correlating with polysomnographic changes.* Sleep and Biological Rhythms 5.2 (2007): 126–131

63 Bannai, Makoto et al. *The effects of glycine on subjective daytime performance in partially sleep-restricted healthy volunteers.* Frontiers in neurology 3 (2012): 61

64 Kasai, Kikuo, Masami Kobayashi und Shin-Ichi Shimoda. *Stimulatory effect of glycine on human growth hormone secretion.* Metabolism 27.2 (1978): 201–208

65 Ostaszewski, P. et al. *The effect of leucine metabolite 3-hydroxy-3-methylbutyrate (HMB) on muscle protein synthesis and protein breakdown in chick and rat muscle.* J Anim Sci 74.suppl 1 (1996): 138

66 Kreider, Richard B. et al. *Effects of calcium β-HMB supplementation during training on markers of catabolism, body composition, strength and sprint performance.* (2000)

67 Kreider, R. B. et al. *Effects of calcium â-Hydroxy-â-methylbutyrate (HMB) supplementation during resistance-training on markers of catabolism, body composition and strength.* International journal of sports medicine 20.08 (1999): 503–509

68 Portal, Shawn et al. *The effect of HMB supplementation on body composition, fitness, hormonal and inflammatory mediators in elite adolescent volleyball players: a prospective randomized, double-blind, placebo-controlled study.* European journal of applied physiology 111.9 (2011): 2261–2269

69 Gallagher, Philip M. et al. *β-hydroxy-β-methylbutyrate ingestion, part I: Effects on strength and fat free mass.* Medicine & Science in Sports & Exercise 32.12 (2000): 2109–2115

70 Wilson, Jacob M. et al. *The effects of 12 weeks of beta-hydroxy-beta-methylbutyrate free acid supplementation on muscle mass, strength, and power in resistance-trained individuals: a randomized, double-blind, placebo-controlled study.* European journal of applied physiology 114.6 (2014): 1217–1227

71 Hung, Wei et al. *Effect of β-hydroxy-β-methylbutyrate supplementation during energy restriction in female judo athletes.* Journal of Exercise Science & Fitness 8.1 (2010): 50–53

72 Slater, Gary et al. *β-hydroxy-β-methylbutyrate (HMB) supplementation does not affect changes in strength or body composition during resistance training in trained men.* International journal of sport nutrition and exercise metabolism 11.3 (2001): 384–396

73 Vukovich, Matthew D., Nancy B. Stubbs und Ruth M. Bohlken. *Body composition in 70-year-old adults responds to dietary β-hydroxy-β-methylbutyrate similarly to that of young adults.* The Journal of nutrition 131.7 (2001): 2049–2052

74 Wilson, Jacob M. et al. *β-Hydroxy-β-methylbutyrate free acid reduces markers of exercise-induced muscle damage and improves recovery in resistance-trained men.* British Journal of Nutrition 110.3 (2013): 538–544

75 Hoffman, Jay R. et al. *Effects of beta-hydroxy beta-methylbutyrate on power performance and indices of muscle damage and stress during high-intensity training.* Journal of strength and conditioning research 18.4 (2004): 747–752

76 Klaus Arndt und Torsten Albers. *Handbuch Protein und Aminosäuren.* Novagenics, 2004

77 Scholte, H. R. und P. C. De Jonge. *Metabolism, function and transport of carnitine in health and disease.* Carnitin in der Medizin. Schattauer, Stuttgart, New York (1987): 21–59

78 Villani, Rudolph G. et al. *L-Carnitine supplementation combined with aerobic training does not promote weight loss in moderately obese women.* International journal of sport nutrition and exercise metabolism 10.2 (2000): 199–207

79 Vermeulen, Ruud C. W. und Hans R. Scholte. *Exploratory open label, randomized study of acetyl-and propionylcarnitine in chronic fatigue syndrome.* Psychosomatic medicine 66.2 (2004): 276–282

80 Decombaz, Jacques et al. *Effect of L-carnitine on submaximal exercise metabolism after depletion of muscle glycogen.* Medicine and science in sports and exercise 25.6 (1993): 733–740

81 Jacobs, Patrick L. et al. *Glycine propionyl-L-carnitine produces enhanced anaerobic work capacity with reduced lactate accumulation in resistance trained males.* Journal of the International Society of Sports Nutrition 6.1 (2009): 9

82 Smith, Webb A. et al. *Effect of glycine propionyl-L-carnitine on aerobic and anaerobic exercise performance.* International journal of sport nutrition and exercise metabolism 18.1 (2008): 19–36

83 Ruggenenti, Piero et al. *Ameliorating hypertension and insulin resistance in subjects at increased cardiovascular risk: effects of acetyl-L-carnitine therapy.* Hypertension 54.3 (2009): 567–574

84 Molfino, Alessio et al. *Caloric Restriction and L-Carnitine Administration Improves Insulin Sensitivity in Patients With Impaired Glucose Metabolism.* Journal of Parenteral and Enteral Nutrition 34.3 (2010): 295–299

85 Malaguarnera, Michele et al. *Acetyl L-carnitine (ALC) treatment in elderly patients with fatigue.* Archives of gerontology and geriatrics 46.2 (2008): 181–190

86 Kraemer, William J. et al. *The effects of L-carnitine L-tartrate supplementation on hormonal responses to resistance exercise and recovery.* The Journal of Strength & Conditioning Research 17.3 (2003): 455–462

87 Balercia, Giancarlo et al. *Placebo-controlled double-blind randomized trial on the use of L-carnitine, L-acetylcarnitine, or combined L-carnitine and L-acetylcarnitine in men with idiopathic asthenozoospermia.* Fertility and sterility 84.3 (2005): 662–671

88 Klaus Arndt und Torsten Albers. *Handbuch Protein und Aminosäuren.* Novagenics, 2004

89 Rath, Matthias und Aleksandra Niedzweicki. *Nutritional Supplement Program Halts Progression of Early Coronary Atherosclerosis Documented by Ultrafast Computerized Tomography.* Journal of Applied Nutrition 48.3 (1996): 67–78

90 Baum, M. und M. Weiss. *The influence of a taurine containing drink on cardiac parameters before and after exercise measured by echocardiography.* Amino acids 20.1 (2001): 75–82

91 Rutherford, Jane A., Lawrence L. Spriet und Trent Stellingwerff. *The effect of acute taurine ingestion on endurance performance and metabolism in well-trained cyclists.* International journal of sport nutrition and exercise metabolism 20.4 (2010): 322–329

92 Azuma, J. et al. *Therapeutic effect of taurine in congestive heart failure: a double-blind crossover trial.* Clinical cardiology 8.5 (1985): 276–282

93 Moloney, Michael A. et al. *Two weeks taurine supplementation reverses endothelial dysfunction in young male type 1 diabetics.* Diabetes and Vascular Disease Research 7.4 (2010): 300–310

94 Matsuyama, Y. et al. *The effect of taurine administration on patients with acute hepatitis.* Progress in clinical and biological research 125 (1983): 461–468

95 Nakashima, Toshiaki, Tatsuro Taniko und Kinya Kuriyama. *Therapeutic effect of taurine administration on carbon tetrachloride-induced hepatic injury.* The Japanese Journal of Pharmacology 32.4 (1982): 583–589

96 Anuradha, C. V. und S. D. Balakrishnan. *Taurine attenuates hypertension and improves insulin sensitivity in the fructose-fed rat, an animal model of insulin resistance.* Canadian journal of physiology and pharmacology 77.10 (1999): 749–754

97 Schaffer, Stephen W., Junichi Azuma und Mahmood Mozaffari. *Role of antioxidant activity of taurine in diabetes.* Canadian journal of physiology and pharmacology 87.2 (2009): 91–99

98 Yang, Jiancheng et al. *Taurine increases testicular function in aged rats by inhibiting oxidative stress and apoptosis.* Amino acids 47.8 (2015): 1549–1558

99 Masand, Prakash S. und Sanjay Gupta. *Selective serotonin-reuptake inhibitors: an update.* Harvard review of psychiatry 7.2 (1999): 69–84

100 Ceci, F. et al. *The effects of oral 5-hydroxytryptophan administration on feeding behavior in obese adult female subjects.* Journal of neural transmission 76.2 (1989): 109–117

101 Banderet, Louis E. und Harris R. Lieberman. *Treatment with tyrosine, a neurotransmitter precursor, reduces environmental stress in humans.* Brain research bulletin 22.4 (1989): 759–762

102 Mouret, J. et al. *L-tyrosine cures, immediate and long term, dopamine-dependent depressions. Clinical and polygraphic studies.* Comptes rendus de l'Academie des sciences. Serie III, Sciences de la vie 306.3 (1988): 93–98

103 Gelenberg, Alan J. et al. *Tyrosine for depression: a double-blind trial.* Journal of Affective Disorders 19.2 (1990): 125–132

104 Pettifor, John M. *Nutritional rickets: deficiency of vitamin D, calcium, or both?.* The American journal of clinical nutrition 80.6 (2004): 1725S–1729S

105 Kerr, Deborah et al. *Resistance training over 2 years increases bone mass in calcium-replete postmenopausal women.* Journal of Bone and Mineral Research 16.1 (2001): 175–181

106 Edman, K. A. P. und H. O. Schild. *Interaction of acetylcholine, calcium and depolarization in the contraction of smooth muscle.* Nature 190.4773 (1961): 350

107 Zemel, Michael B. *Regulation of adiposity and obesity risk by dietary calcium: mechanisms and implications.* Journal of the American College of Nutrition 21.2 (2002): 146S–151S

108 Zemel, Michael B. et al. *Calcium and dairy acceleration of weight and fat loss during energy restriction in obese adults.* Obesity 12.4 (2004): 582–590

109 Shapses, Sue A., Stanley Heshka und Steven B. Heymsfield. *Effect of calcium supplementation on weight and fat loss in women.* The Journal of Clinical Endocrinology & Metabolism 89.2 (2004): 632–637

110 Weaver, C. M. et al. *Calcium bioavailability from high oxalate vegetables: Chinese vegetables, sweet potatoes and rhubarb.* Journal of food science 62.3 (1997): 524–525

111 Mineo, Hitoshi, Hiroshi Hara und Fusao Tomita. *Sugar alcohols enhance calcium transport from rat small and large intestine epithelium in vitro.* Digestive diseases and sciences 47.6 (2002): 1326–1333

112 Abdollahi, Mohammad et al. *Effect of chromium on glucose and lipid profiles in patients with type 2 diabetes; a meta-analysis review of randomized trials.* Journal of Pharmacy & Pharmaceutical Sciences 16.1 (2013): 99–114

113 Walker, Lance S. et al. *Chromium picolinate effects on body composition and muscular performance in wrestlers.* Medicine and science in sports and exercise 30.12 (1998): 1730–1737

114 Vincent, John B. *The potential value and toxicity of chromium picolinate as a nutritional supplement, weight loss agent and muscle development agent.* Sports Medicine 33.3 (2003): 213–230

115 Stoltzfus, Rebecca J. *Iron deficiency: global prevalence and consequences.* Food and nutrition bulletin 24.4_suppl2 (2003): S99–S103

116 Brewer, George J. *Risks of copper and iron toxicity during aging in humans.* Chemical research in toxicology 23.2 (2009): 319–326

117 Hurrell, Richard F., Manju Reddy und James D. Cook. *Inhibition of non-haem iron absorption in man by polyphenolic-containing beverages.* British Journal of Nutrition 81.4 (1999): 289–295

118 Samman, Samir et al. *Green tea or rosemary extract added to foods reduces nonheme-iron absorption.* The American journal of clinical nutrition 73.3 (2001): 607–612

119 Brune, Mats et al. *Iron absorption from bread in humans: inhibiting effects of cereal fiber, phytate and inositol phosphates with different numbers of phosphate groups.* The Journal of nutrition 122.3 (1992): 442–449

120 Atanassova, Bissera D. und Kamen N. Tzatchev. *Ascorbic acid-important for iron metabolism.* Folia medica 50.4 (2008): 11

121 Boyera, N., I. Galey und B. A. Bernard. *Effect of vitamin C and its derivatives on collagen synthesis and cross-linking by normal human fibroblasts.* International Journal of Cosmetic Science 20.3 (1998): 151–158

122 Padh, Harish. *Vitamin C: newer insights into its biochemical functions.* Nutrition Reviews 49.3 (1991): 65–70

123 Hetzel, Basil S. und Mark T. Mano. *A review of experimental studies of iodine deficiency during fetal development.* The Journal of nutrition 119.2 (1989): 145–151

124 Delange, François. *Iodine deficiency as a cause of brain damage.* (2001): 217–220

125 D'Elia, Lanfranco et al. *Potassium intake, stroke, and cardiovascular disease: a meta-analysis of prospective studies.* Journal of the American College of Cardiology 57.10 (2011): 1210–1219

126 Aburto, Nancy J. et al. *Effect of increased potassium intake on cardiovascular risk factors and disease: systematic review and meta-analyses.* Bmj 346 (2013): f1378

127 van der Loeff, H. J. Schim, R. J. M. Strack van Schijndel, and L. G. Thijs. *Cardiac arrest due to oral potassium intake.* Intensive care medicine 15.1 (1988): 58–59

128 Doorenbos, C. J. und C. G. Vermeij. *Danger of salt substitutes that contain potassium in patients with renal failure.* BmJ 326.7379 (2003): 35–36

129 Lemann, Jacob et al. *Potassium administration increases and potassium deprivation reduces urinary calcium excretion in healthy adults.* Kidney international 39.5 (1991): 973–983

130 Ahlborg, Björn et al. *Muscle glycogen and muscle electrolytes during prolonged physical exercise1.* Acta Physiologica 70.2 (1967): 129–142

131 Garfinkel, L. und D. Garfinkel. *Magnesium regulation of the glycolytic pathway and the enzymes involved.* Magnesium 4.2-3 (1985): 60–72

132 Davies, J. und J. C. Watkins. *Effect of magnesium ions on the responses of spinal neurones to excitatory amino acids and acetylcholine.* Brain Research 130.2 (1977): 364–368

133 Held, K. et al. *Oral Mg2+ supplementation reverses age-related neuroendocrine and sleep EEG changes in humans.* Pharmacopsychiatry 35.04 (2002): 135–143

134 Mooren, F. C. et al. *Oral magnesium supplementation reduces insulin resistance in non-diabetic subjects–a double-blind, placebo-controlled, randomized trial.* Diabetes, Obesity and Metabolism 13.3 (2011): 281–284

135 Guerrero Romero, Fernando und Martha Rodríguez Morán. *Magnesium improves the beta-cell function to compensate variation of insulin sensitivity: double-blind, randomized clinical trial.* European journal of clinical investigation 41.4 (2011): 405–410

136 Guerrero-Romero, F. und M. Rodriguez-Moran. *The effect of lowering blood pressure by magnesium supplementation in diabetic hypertensive adults with low serum magnesium levels: a randomized, double-blind, placebo-controlled clinical trial.* Journal of human hypertension 23.4 (2009): 245

137 Carpenter, Thomas O. et al. *A randomized controlled study of effects of dietary magnesium oxide supplementation on bone mineral content in healthy girls.* The Journal of Clinical Endocrinology & Metabolism 91.12 (2006): 4866–4872

138 Cinar, Vedat et al. *Effects of magnesium supplementation on testosterone levels of athletes and sedentary subjects at rest and after exhaustion.* Biological trace element research 140.1 (2011): 18–23

139 Wilborn, Colin D. et al. *Effects of zinc magnesium aspartate (ZMA) supplementation on training adaptations and markers of anabolism and catabolism.* Journal of the International Society of Sports Nutrition 1.2 (2004): 12

140 Kilic, Mehmet et al. *The effect of exhaustion exercise on thyroid hormones and testosterone levels of elite athletes receiving oral zinc.* Neuro endocrinology letters 27.1-2 (2006): 247–252

141 Shankar, Anuraj H. und Ananda S. Prasad. *Zinc and immune function: the biological basis of altered resistance to infection.* The American journal of clinical nutrition 68.2 (1998): 447S–463S

142 Kelishadi, Roya et al. *Effect of zinc supplementation on markers of insulin resistance, oxidative stress, and inflammation among prepubescent children with metabolic syndrome.* Metabolic syndrome and related disorders 8.6 (2010): 505–510

143 Mantzoros, Christos S. et al. *Zinc may regulate serum leptin concentrations in humans.* Journal of the American College of Nutrition 17.3 (1998): 270–275

144 Göransson, K., S. Liden und L. Odsell. *Oral zinc in acne vulgaris: a clinical and methodological study*. Acta dermato-venereologica 58.5 (1978): 443–448

145 Amengual, Jaume et al. *Retinoic acid treatment increases lipid oxidation capacity in skeletal muscle of mice.* Obesity 16.3 (2008): 585–591

146 Bischoff-Ferrari, Heike A. et al. *Fall prevention with supplemental and active forms of vitamin D: a meta-analysis of randomised controlled trials.* Bmj 339 (2009): b3692

147 El Asmar, Margueritta S., Joseph J. Naoum und Elias J. Arbid. *Vitamin K dependent proteins and the role of vitamin K2 in the modulation of vascular calcification: a review.* Oman medical journal 29.3 (2014): 172

148 Parker, Johanna et al. *Levels of vitamin D and cardiometabolic disorders: systematic review and meta-analysis.* Maturitas 65.3 (2010): 225–236

149 Gorham, Edward D. et al. *Optimal vitamin D status for colorectal cancer prevention: a quantitative meta analysis.* American journal of preventive medicine 32.3 (2007): 210–216

150 Dobnig, Harald et al. *Independent association of low serum 25-hydroxyvitamin D and 1, 25-dihydroxyvitamin D levels with all-cause and cardiovascular mortality.* Archives of internal medicine 168.12 (2008): 1340–1349

151 Zittermann, Armin et al. *Vitamin D supplementation enhances the beneficial effects of weight loss on cardiovascular disease risk markers.* The American journal of clinical nutrition 89.5 (2009): 1321–1327

152 Pilz, S. et al. *Effect of vitamin D supplementation on testosterone levels in men.* Hormone and Metabolic Research 43.3 (2011): 223

153 Cannell, John J. et al. *Athletic performance and vitamin D.* Medicine & Science in Sports & Exercise 41.5 (2009): 1102–1110

154 Anglin, Rebecca E. S. et al. *Vitamin D deficiency and depression in adults: systematic review and meta-analysis.* The British journal of psychiatry 202.2 (2013): 100–107

155 Miller, Edgar R. et al. *Meta-analysis: high-dosage vitamin E supplementation may increase all-cause mortality.* Annals of internal medicine 142.1 (2005): 37–46

156 Aim-High Investigators. *Niacin in patients with low HDL cholesterol levels receiving intensive statin therapy.* New England Journal of Medicine 365.24 (2011): 2255–2267

157 Milunsky, Aubrey et al. *Multivitamin/folic acid supplementation in early pregnancy reduces the prevalence of neural tube defects.* Jama 262.20 (1989): 2847–2852

158 Davison, Glen und Michael Gleeson. *Influence of acute vitamin C and/or carbohydrate ingestion on hormonal, cytokine, and immune responses to prolonged exercise.* International journal of sport nutrition and exercise metabolism 15.5 (2005): 465–479

159 De Marchi, Sergio et al. *Ascorbic acid prevents vascular dysfunction induced by oral glucose load in healthy subjects.* European journal of internal medicine 23.1 (2012): 54–57

160 Nakhostin-Roohi, Babak et al. *Effect of vitamin C supplementation on lipid peroxidation, muscle damage and inflammation after 30-min exercise at 75% VO2max.* Journal of Sports Medicine and Physical Fitness 48.2 (2008): 217

161 Stamatelopoulos et al. *Oral administration of ascorbic acid attenuates endothelial dysfunction after short-term cigarette smoking.* International journal for vitamin and nutrition research 73.6 (2003): 417–422

162 Fuller, Cindy J., Margaret A. May und Karla J. Martin. *The effect of vitamin E and vitamin C supplementation on LDL oxidizability and neutrophil respiratory burst in young smokers.* Journal of the American College of Nutrition 19.3 (2000): 361–369

163 Carrillo, Andres E., René J. L. Murphy und Stephen S. Cheung. *Vitamin C supplementation and salivary immune function following exercise-heat stress.* International journal of sports physiology and performance 3.4 (2008): 516–530

164 Boyera, N., I. Galey und B. A. Bernard. *Effect of vitamin C and its derivatives on collagen synthesis and cross-linking by normal human fibroblasts.* International Journal of Cosmetic Science 20.3 (1998): 151–158

165 Chen, Shu-Chiun et al. *Effect of conjugated linoleic acid supplementation on weight loss and body fat composition in a Chinese population.* Nutrition 28.5 (2012): 559–565

166 Blankson, Henrietta et al. *Conjugated linoleic acid reduces body fat mass in overweight and obese humans.* The Journal of nutrition 130.12 (2000): 2943–2948

167 Pfeuffer, Maria et al. *CLA does not impair endothelial function and decreases body weight as compared with safflower oil in overweight and obese male subjects.* Journal of the American College of Nutrition 30.1 (2011): 19–28

168 Pinkoski, Craig et al. *The effects of conjugated linoleic acid supplementation during resistance training.* Medicine & Science in Sports & Exercise 38.2 (2006): 339–348

169 Steck, Susan E. et al. *Conjugated linoleic acid supplementation for twelve weeks increases lean body mass in obese humans.* The Journal of nutrition 137.5 (2007): 1188–1193

170 Raff, Marianne et al. *A diet rich in conjugated linoleic acid and butter increases lipid peroxidation but does not affect atherosclerotic, inflammatory, or diabetic risk markers in healthy young men.* The Journal of nutrition 138.3 (2008): 509–514

171 Asp, Michelle L. et al. *Time-dependent effects of safflower oil to improve glycemia, inflammation and blood lipids in obese, post-menopausal women with type 2 diabetes: a randomized, double-masked, crossover study.* Clinical nutrition 30.4 (2011): 443–449

172 Diaz, Megan L. et al. *Chromium picolinate and conjugated linoleic acid do not synergistically influence diet-and exercise-induced changes in body composition and health indexes in overweight women.* The Journal of nutritional biochemistry 19.1 (2008): 61–68

173 Krotkiewski, M. *Value of VLCD supplementation with medium chain triglycerides.* International Journal of Obesity 25.9 (2001): 1393

174 Murray, Andrew J. et al. *Novel ketone diet enhances physical and cognitive performance.* The FASEB Journal 30.12 (2016): 4021–4032

175 Henderson, Samuel T. *Ketone bodies as a therapeutic for Alzheimer's disease.* Neurotherapeutics 5.3 (2008): 470–480

176 Talbot, Konrad et al. *Demonstrated brain insulin resistance in Alzheimer's disease patients is associated with IGF-1 resistance, IRS-1 dysregulation, and cognitive decline.* The Journal of clinical investigation 122.4 (2012): 1316–1338

177 Papamandjaris, Andrea A., Matthew D. White und Peter J. H. Jones. *Components of Total Energy Expenditure in Healthy Young Women Are Not Affected after 14 Days of Feeding with Medium-Versus Long-Chain Triglycerides.* Obesity 7.3 (1999): 273–280

178 Krotkiewski, M. *Value of VLCD supplementation with medium chain triglycerides.* International Journal of Obesity 25.9 (2001): 1393

179 Paul, Harbhajan S. und Siamak A. Adibi. *Leucine oxidation in diabetes and starvation: effects of ketone bodies on branched-chain amino acid oxidation in vitro.* Metabolism-Clinical and Experimental 27.2 (1978): 185–200

180 Dangardt, Frida et al. *Omega-3 fatty acid supplementation improves vascular function and reduces inflammation in obese adolescents.* Atherosclerosis 212.2 (2010): 580–585

181 Dawczynski, Christine et al. *n– 3 LC-PUFA-enriched dairy products are able to reduce cardiovascular risk factors: A double-blind, cross-over study.* Clinical nutrition 29.5 (2010): 592–599

182 Bernstein, Adam M. et al. *A Meta-Analysis Shows That Docosahexaenoic Acid from Algal Oil Reduces Serum Triglycerides and Increases HDL-Cholesterol and LDL-Cholesterol in Persons without Coronary Heart Disease–3.* The Journal of nutrition 142.1 (2011): 99–104

183 Heydari, Bobak et al. *Effect of Omega-3 Acid Ethyl Esters on Left Ventricular Remodeling After Acute Myocardial InfarctionClinical Perspective: The OMEGA-REMODEL Randomized Clinical Trial.* Circulation 134.5 (2016): 378–391

184 Helland, Ingrid B. et al. *Maternal supplementation with very-long-chain n-3 fatty acids during pregnancy and lactation augments children's IQ at 4 years of age.* Pediatrics 111.1 (2003): e39–e44

185 Innis, Sheila M. *Dietary omega 3 fatty acids and the developing brain.* Brain research 1237 (2008): 35–43

186 Rutkofsky, Ian Hunter et al. *The Psychoneuroimmunological Role of Omega-3 Polyunsaturated Fatty Acids in Major Depressive Disorder and Bipolar Disorder.* Advances in mind-body medicine 31.3 (2017): 8–16

187 Kremer, Joel M. et al. *Effects of high-dose fish oil on rheumatoid arthritis after stopping nonsteroidal antiinflammatory drugs clinical and immune correlates.* Arthritis & Rheumatology 38.8 (1995): 1107–1114

188 Smith, Gordon I. et al. *Omega-3 polyunsaturated fatty acids augment the muscle protein anabolic response to hyperinsulinaemia–hyperaminoacidaemia in healthy young and middle-aged men and women.* Clinical science 121.6 (2011): 267–278

189 Ahmad, Mohammad Kaleem et al. *Withania somnifera improves semen quality by regulating reproductive hormone levels and oxidative stress in seminal plasma of infertile males.* Fertility and sterility 94.3 (2010): 989–996

190 Wankhede, Sachin et al. *Examining the effect of Withania somnifera supplementation on muscle strength and recovery: a randomized controlled trial.* Journal of the International Society of Sports Nutrition 12.1 (2015): 43

191 Chandrasekhar, K., Jyoti Kapoor und Sridhar Anishetty. *A prospective, randomized double-blind, placebo-controlled study of safety and efficacy of a high-concentration full-spectrum extract of ashwagandha root in reducing stress and anxiety in adults.* Indian Journal of Psychological Medicine 34.3 (2012): 255

192 Ellis, Jennifer M. und Prabashni Reddy. *Effects of Panax ginseng on quality of life.* Annals of Pharmacotherapy 36.3 (2002): 375–379

193 Reay, Jonathon L., Andrew B. Scholey und David O. Kennedy. *Panax ginseng (G115) improves aspects of working memory performance and subjective ratings of calmness in healthy young adults.* Human Psychopharmacology: Clinical and Experimental 25.6 (2010): 462–471

194 Sotaniemi, Eero A., Eila Haapakoski und Arja Rautio. *Ginseng Therapy in Non-Insulin-Dependent Diabetic Patients: Effects on psychophysical performance, glucose homeostasis, serum lipids, serum aminoterminalpropeptide concentration, and body weight.* Diabetes care 18.10 (1995): 1373–1375

195 Jung, Hyun Lyung et al. *Effects of Panax ginseng supplementation on muscle damage and inflammation after uphill treadmill running in humans.* The American journal of Chinese medicine 39.03 (2011): 441–450

196 Oh, Kyung Jin et al. *Effects of Korean red ginseng on sexual arousal in menopausal women: Placebo-controlled, double-blind crossover clinical study.* The journal of sexual medicine 7.4pt1 (2010): 1469–1477

197 De Andrade, Enrico et al. *Study of the efficacy of Korean Red Ginseng in the treatment of erectile dysfunction.* Asian journal of andrology 9.2 (2007): 241–244

198 Crook, Thomas H. et al. *Effects of phosphatidylserine in Alzheimer's disease.* Psychopharmacology Bulletin (1992)

199 Hirayama, S. et al. *The effect of phosphatidylserine administration on memory and symptoms of attention-deficit hyperactivity disorder: a randomised, double-blind, placebo-controlled clinical trial.* Journal of human nutrition and dietetics 27.s2 (2014): 284–291

200 Baumeister, Jochen et al. *Influence of phosphatidylserine on cognitive performance and cortical activity after induced stress.* Nutritional neuroscience 11.3 (2008): 103–110

201 Monteleone, Palmiero et al. *Blunting by chronic phosphatidylserine administration of the stress-induced activation of the hypothalamo-pituitary-adrenal axis in healthy men.* European Journal of Clinical Pharmacology 42.4 (1992): 385–388

202 Parker, Adam G. et al. *The effects of IQPLUS Focus on cognitive function, mood and endocrine response before and following acute exercise.* Journal of the International Society of Sports Nutrition 8.1 (2011): 16

203 Darbinyan, V. et al. *Rhodiola rosea in stress induced fatigue—a double blind cross-over study of a standardized extract SHR-5 with a repeated low-dose regimen on the mental performance of healthy physicians during night duty.* Phytomedicine 7.5 (2000): 365–371

204 Darbinyan, V. et al. *Clinical trial of Rhodiola rosea L. extract SHR-5 in the treatment of mild to moderate depression.* Nordic journal of psychiatry 61.5 (2007): 343–348

205 Aslanyan, G. et al. *Double-blind, placebo-controlled, randomised study of single dose effects of ADAPT-232 on cognitive functions.* Phytomedicine 17.7 (2010): 494–499

206 Roodenrys, Steven et al. *Chronic effects of Brahmi (Bacopa monnieri) on human memory.* Neuropsychopharmacology 27.2 (2002): 279

207 Calabrese, Carlo et al. *Effects of a standardized Bacopa monnieri extract on cognitive performance, anxiety, and depression in the elderly: a randomized, double-blind, placebo-controlled trial.* The journal of alternative and complementary medicine 14.6 (2008): 707–771

208 Calabrese, Carlo et al. *Effects of a standardized Bacopa monnieri extract on cognitive performance, anxiety, and depression in the elderly: a randomized, double-blind, placebo-controlled trial.* The journal of alternative and complementary medicine 14.6 (2008): 707–713

209 McGlade, Erin et al. *Improved attentional performance following citicoline administration in healthy adult women.* Food and Nutrition Sciences 3.06 (2012): 769

210 Alvarez, X. Anton et al. *Citicoline improves memory performance in elderly subjects.* Methods and findings in experimental and clinical pharmacology 19.3 (1997): 201–210

211 Killgore, William D. S. et al. *Citicoline affects appetite and cortico-limbic responses to images of high-calorie foods.* International Journal of Eating Disorders 43.1 (2010): 6–13

212 Brautigam, M. R. H. et al. *Treatment of age-related memory complaints with Ginkgo biloba extract: a randomized double blind placebo-controlled study.* Phytomedicine 5.6 (1998): 425–434

213 Kennedy, David O., Andrew B. Scholey und Keith A. Wesnes. *Modulation of cognition and mood following administration of single doses of Ginkgo biloba, ginseng, and a ginkgo/ginseng combination to healthy young adults.* Physiology & behavior 75.5 (2002): 739–751

214 Santos, R. F. et al. *Cognitive performance, SPECT, and blood viscosity in elderly non-demented people using Ginkgo biloba.* Pharmacopsychiatry 36.4 (2003): 127–133

215 Wheatley, David. *Triple-blind, placebo-controlled trial of Ginkgo biloba in sexual dysfunction due to antidepressant drugs.* Human Psychopharmacology: Clinical and Experimental 19.8 (2004): 545–548

216 Cohen, Alan J. und Barbara Bartlik. *Ginkgo biloba for antidepressant-induced sexual dysfunction.* Journal of sex & marital therapy 24.2 (1998): 139–143

217 Murray, B. J., P. J. Cowen und A. L. Sharpley. *The effect of Li 1370, extract of Ginkgo biloba, on REM sleep in humans.* Pharmacopsychiatry 34.04 (2001): 155–157

218 Waegemans, Tony et al. *Clinical efficacy of piracetam in cognitive impairment: a meta-analysis.* Dementia and geriatric cognitive disorders 13.4 (2002): 217–224

219 Itil, Turan M. et al. *The effects of oxiracetam (ISF 2522) in patients with organic brain syndrome (a double-blind controlled study with piracetam).* Drug Development Research 2.5 (1982): 447–461

220 Erlich, Julie. *Brain gain: drugs that boost intelligence.* Omni14.12 (1992): 42–49

221 Stohs, Sidney J., Harry G. Preuss und Mohd Shara. *A review of the human clinical studies involving Citrus aurantium (bitter orange) extract and its primary protoalkaloid p-synephrine.* International journal of medical sciences 9.7 (2012): 527

222 Visentin, Virgile et al. *Dual action of octopamine on glucose transport into adipocytes: inhibition via β3-adrenoceptor activation and stimulation via oxidation by amine oxidases.* Journal of Pharmacology and Experimental Therapeutics 299.1 (2001): 96–104

223 Stohs, Sidney J. et al. *Effects of p-synephrine alone and in combination with selected bioflavonoids on resting metabolism, blood pressure, heart rate and self-reported mood changes.* International journal of medical sciences 8.4 (2011): 295

224 Venables, Michelle C. et al. *Green tea extract ingestion, fat oxidation, and glucose tolerance in healthy humans.* The American journal of clinical nutrition 87.3 (2008): 778–784

225 Maki, Kevin C. et al. *Green tea catechin consumption enhances exercise-induced abdominal fat loss in overweight and obese adults.* The Journal of nutrition 139.2 (2009): 264–270

226 Gregersen, Nikolaj T. et al. *Effect of moderate intakes of different tea catechins and caffeine on acute measures of energy metabolism under sedentary conditions.* British journal of nutrition 102.8 (2009): 1187–1194

227 Chen, Shu, Noriko Osaki und Akira Shimotoyodome. *Green tea catechins enhance norepinephrine-induced lipolysis via a protein kinase A-dependent pathway in adipocytes.* Biochemical and biophysical research communications 461.1 (2015): 1–7

228 Batista, Gesiani de Almeida Pierin et al. *Prospective double-blind crossover study of Camellia sinensis (green tea) in dyslipidemias.* Arquivos brasileiros de cardiologia 93.2 (2009): 128–134

229 Hua, C. H. et al. *Does supplementation with green tea extract improve insulin resistance in obese type 2 diabetics? A randomized, double-blind, and placebo-controlled clinical trial.* Alternative Medicine Review 16.2 (2011): 157–163

230 Wu, Anna H. et al. *Effect of 2-month controlled green tea intervention on lipoprotein cholesterol, glucose, and hormonal levels in healthy postmenopausal women.* Cancer Prevention Research (2012): canprevres–0407

231 Kerksick, Chad M., Richard B. Kreider und Darryn S. Willoughby. *Intramuscular adaptations to eccentric exercise and antioxidant supplementation.* Amino Acids 39.1 (2010): 219–232

232 Lima, Waldecir P. et al. *Lipid metabolism in trained rats: effect of guarana (Paullinia cupana Mart.) supplementation.* Clinical Nutrition 24.6 (2005): 1019–1028

233 Glaister, Mark et al. *Caffeine supplementation and multiple sprint running performance.* Medicine & Science in Sports & Exercise 40.10 (2008): 1835–1840

234 Ganio, Matthew S. et al. *Effect of ambient temperature on caffeine ergogenicity during endurance exercise.* European journal of applied physiology 111.6 (2011): 1135–1146

235 Backhouse, Susan H. et al. *Caffeine ingestion, affect and perceived exertion during prolonged cycling.* Appetite 57.1 (2011): 247–252

236 Schneiker, Knut Thomas et al. *Effects of caffeine on prolonged intermittent-sprint ability in team-sport athletes.* Medicine and science in sports and exercise 38.3 (2006): 578–585

237 Dager, Stephen R. et al. *Human brain metabolic response to caffeine and the effects of tolerance.* American Journal of Psychiatry 156.2 (1999): 229–237

238 Chinery, S. *In Quest of Size.* Toms River, NJ: L. and S. Research (1984)

239 Duvnjak-Zaknich, Daniel M. et al. *Effect of caffeine on reactive agility time when fresh and fatigued.* Med Sci Sports Exerc 43.8 (2011): 1523–1530

240 Mednick, Sara C. et al. *Comparing the benefits of caffeine, naps and placebo on verbal, motor and perceptual memory.* Behavioural brain research 193.1 (2008): 79–86

241 Renda, Giulia et al. *Genetic determinants of blood pressure responses to caffeine drinking.* The American journal of clinical nutrition 95.1 (2011): 241–248

242 Wedick, Nicole M. et al. *Effects of caffeinated and decaffeinated coffee on biological risk factors for type 2 diabetes: a randomized controlled trial.* Nutrition journal 10.1 (2011): 93

243 Higdon, Jane V. und Balz Frei. *Coffee and health: a review of recent human research.* Critical reviews in food science and nutrition 46.2 (2006): 101–123

244 Kim, Tae-Wook et al. *Caffeine increases sweating sensitivity via changes in sudomotor activity during physical loading.* Journal of medicinal food 14.11 (2011): 1448–1455

245 Anderson, Dawn E. und Matthew S. Hickey. *Effects of caffeine on the metabolic and catecholamine responses to exercise in 5 and 28 degrees C.* Medicine and science in sports and exercise 26.4 (1994): 453–458

246 Astrup, A. et al. *Caffeine: a double-blind, placebo-controlled study of its thermogenic, metabolic, and cardiovascular effects in healthy volunteers.* The American journal of clinical nutrition 51.5 (1990): 759–767

247 Gavrieli, Anna et al. *Caffeinated Coffee Does Not Acutely Affect Energy Intake, Appetite, or Inflammation but Prevents Serum Cortisol Concentrations from Falling in Healthy Men–4.* The Journal of nutrition 141.4 (2011): 703–707

248 Powers, Michael E. et al. *Growth hormone isoform responses to GABA ingestion at rest and after exercise.* Medicine and science in sports and exercise 40.1 (2008): 104–110

249 Hong, Ki-Bae, Yooheon Park und Hyung Joo Suh. *Sleep-promoting effects of the GABA/5-HTP mixture in vertebrate models.* Behavioural brain research 310 (2016): 36–41

250 Megwalu, Uchechukwu C., Joshua E. Finnell und Jay F. Piccirillo. *The effects of melatonin on tinnitus and sleep.* Otolaryngology—Head and Neck Surgery 134.2 (2006): 210–213

251 Herxheimer, Andrew und Keith J. Petrie. *Melatonin for the prevention and treatment of jet lag.* The Cochrane Library (2002)

252 Gonciarz, Maciej et al. *Plasma insulin, leptin, adiponectin, resistin, ghrelin, and melatonin in nonalcoholic steatohepatitis patients treated with melatonin.* Journal of pineal research 54.2 (2013): 154–161

253 Celinski, Krzysztof et al. *Melatonin or l-tryptophan accelerates healing of gastroduodenal ulcers in patients treated with omeprazole.* Journal of pineal research 50.4 (2011): 389–394

254 Fernández-San-Martín, Ma Isabel et al. *Effectiveness of Valerian on insomnia: a meta-analysis of randomized placebo-controlled trials.* Sleep medicine 11.6 (2010): 505–511

255 Leathwood, P. D. und F. l. Chauffard. *Aqueous extract of valerian reduces latency to fall asleep in man.* Planta medica 51.02 (1985): 144–148

256 Pakseresht, Siroos, Hatam Boostani und Mehdi Sayyah. *Extract of valerian root (Valeriana officinalis L.) vs. placebo in treatment of obsessive-compulsive disorder: a randomized double-blind study.* Journal of Complementary and Integrative Medicine 8.1 (2011)

Über den Autor

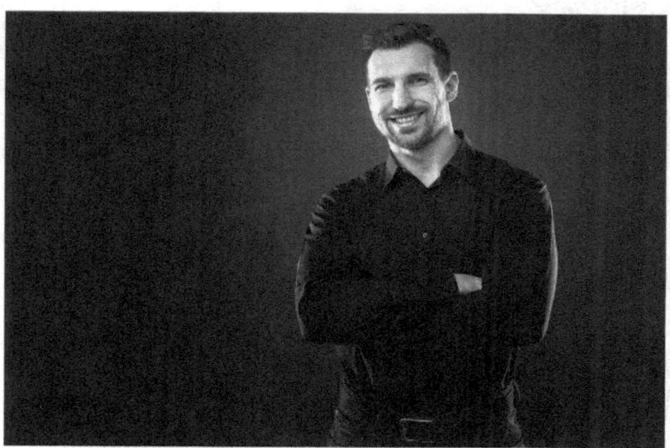

Philipp Rauscher ist selbstständiger Ernährungsberater, Krafttrainer, Autor und Dozent für private Bildungseinrichtungen. Sein Schwerpunkt ist die Ernährungsberatung von Fitnesssportlern, aber auch von Patienten mit Krebs oder Stoffwechselerkrankungen. Er betreute Athleten unterschiedlichster Sportarten und bereitet Natural Bodybuilder auf Wettkämpfe vor. Sein erstes Buch *Optimale Ernährung für Bodybuilder und Kraftsportler* erschien 2018 im riva Verlag.

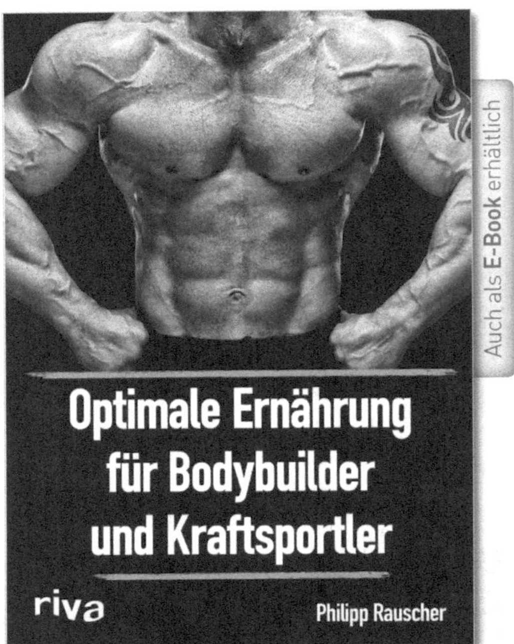

192 Seiten
22,00 € (D) | 22,70 € (A)
ISBN 978-3-7423-0300-4

Philipp Rauscher

Optimale Ernährung für Bodybuilder und Kraftsportler

Ob Kraftsportler und Bodybuilder ihre Ziele erreichen, hängt maßgeblich von der optimalen Ernährung ab. Philipp Rauscher erklärt ausführlich, worauf es bei der Nahrung wirklich ankommt, wenn man die perfekte Muskeldefinition und Körperzusammensetzung erreichen will. Schritt für Schritt beschreibt er, wie man den Energiebedarf korrekt ermittelt, Proteine, Fette und Kohlenhydrate anpasst und was bei der Mahlzeitenfrequenz und dem Timing unterschiedlicher Nährstoffe beachtet werden sollte. Er vermittelt aktuelle wissenschaftliche Erkenntnisse zu den gängigen Nahrungsergänzungsmitteln und erklärt, wann und zu welchem Zweck sie sinnvoll eingesetzt werden können. Dieses umfassende Handbuch für alle, die ambitioniertes Muskeltraining betreiben, lässt keine Frage offen und setzt neue Standards in der Kraftsportliteratur.

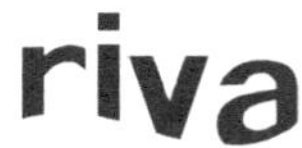

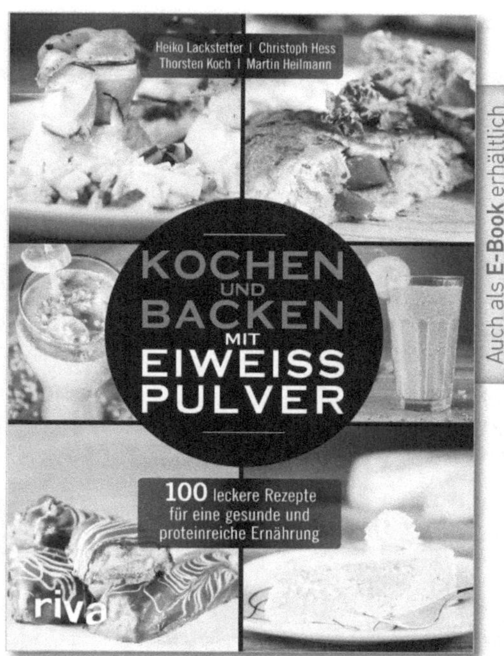

256 Seiten
19,99 € (D) | 20,60 € (A)
ISBN 978-3-7423-0020-1

Heiko Lackstetter
Christoph Hess
Thorsten Koch
Martin Heilmann

Kochen und Backen mit Eiweißpulver

100 leckere Rezepte für eine gesunde und proteinreiche Ernährung

Wer Muskeln aufbauen und erhalten will, muss viel Eiweiß zu sich nehmen, und auch wer abnehmen möchte, braucht eine ausreichende Eiweißversorgung. Heiko Lackstetter und seine Protein Dudes® Thorsten Koch, Christoph Hess und Martin Heilmann haben sich ganz dem Backen und Kochen mit Eiweißpulver verschrieben. Seit Jahren sammeln und kreieren sie mit Whey-, Casein-, Soja-, Reis- und Erbsenproteinen neue Gerichte. In diesem Buch stellen sie ihre 100 leckersten und besten Rezepte für eine gesunde und proteinreiche Ernährung vor. Jede Mahlzeit wird Schritt für Schritt erklärt und illustriert. Außerdem runden eine Vielzahl von vegetarischen, veganen und glutenfreien Gerichten und Varianten das vielseitige Angebot ab. Also egal, ob Sie auf der Suche nach Low-Carb-, Low-Fat-, veganen oder glutenfreien Gerichten sind, in diesem Buch finden Sie bestimmt Ihr neues Lieblingsgericht!

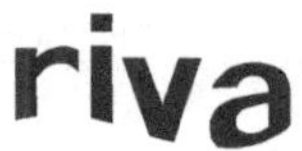

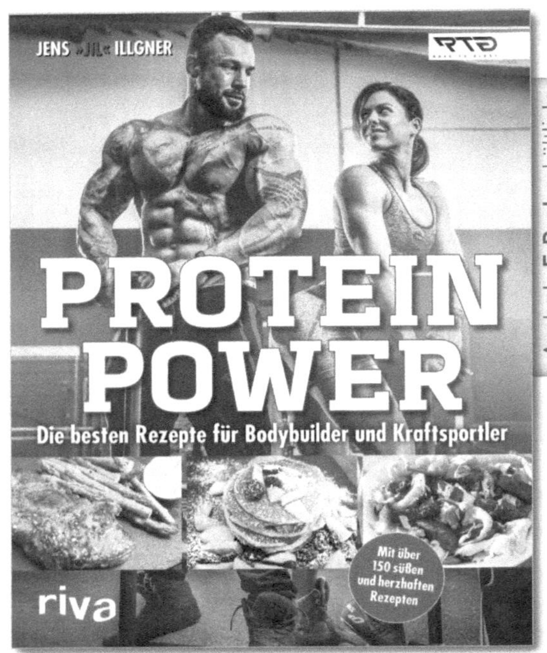

208 Seiten
19,99 € (D) | 20,60 € (A)
ISBN 978-3-7423-0708-8

Jens Illgner

Protein-Power

Die besten Rezepte für Bodybuilder und Kraftsportler

Die richtige Kombination aus Training und Ernährung ist essenziell für Kraftsportler und Bodybuilder. Um dich auf deinem Weg zum perfekten Körper zu unterstützen, hat Jil von Road to Glory gemeinsam mit seinem Team Rezepte entwickelt, die den Körper mit allen wichtigen Nährstoffen versorgen und so den Muskelaufbau fördern. Ob Frühstück, Mittagessen, Abendessen oder Post-Workout, ob Low oder High Carb, ob Steak, Salat, Suppe, Kuchen oder andere Leckereien – die über 150 Rezepte erfüllen alle Bedürfnisse und schmecken außerdem richtig gut, sodass du nicht auf Genuss verzichten musst. Übersichtliche Nährwertangaben und klare Schritt-für-Schritt-Anleitungen helfen dir beim Auswählen und Nachkochen. Viele der Gerichte sind zudem schnell zubereitet und lassen sich so auch in einem vollen Gym- und Arbeitsalltag unterbringen – die perfekte Trainingsergänzung auf deiner Road to Glory!

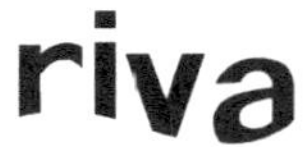

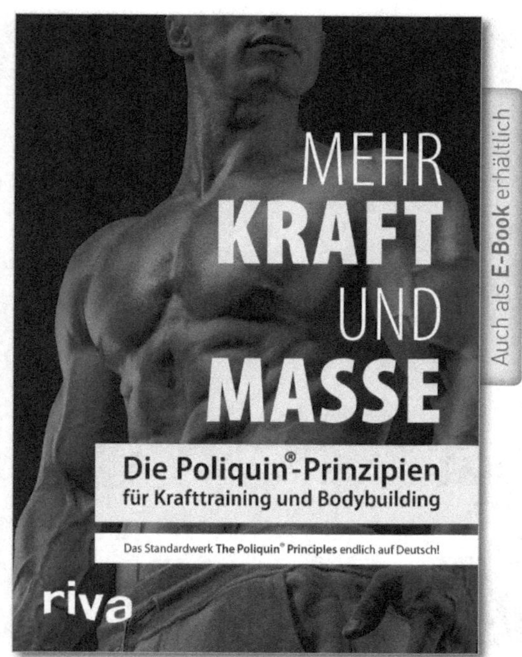

256 Seiten
19,99 € (D) | 20,60 € (A)
ISBN 978-3-7423-0083-6

Poliquin Group

Mehr Kraft und Masse

Die Poliquin®-Prinzipien für Krafttraining und Bodybuilding

Wer aktiv Kraftsport betreibt, will vor allem zwei Dinge erreichen: Kraft und Masse aufbauen. Das Geheimnis liegt in der Progression, also darin, die Belastung ständig zu erhöhen und zu verändern. Darauf basiert das »magische« Programm, das die Trainerlegende Charles Poliquin in den 1990er-Jahren entwickelte. Das von der Poliquin Group herausgegebene Buch erläutert die Grundprinzipien des Krafttrainings und wie sie richtig angewendet werden. Es stellt die Methoden vor, die von Bodybuildern und Bodybuilding-Trainern tatsächlich in der Praxis angewendet werden. Dabei werden die neuesten Erkenntnisse aus Sport- und Ernährungswissenschaft, Trainingslehre und funktioneller Medizin mit einbezogen, sodass jeder – vom Anfänger bis zum Fortgeschrittenen – sein Training optimal auf seine Ziele abstimmen kann.

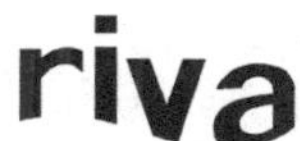

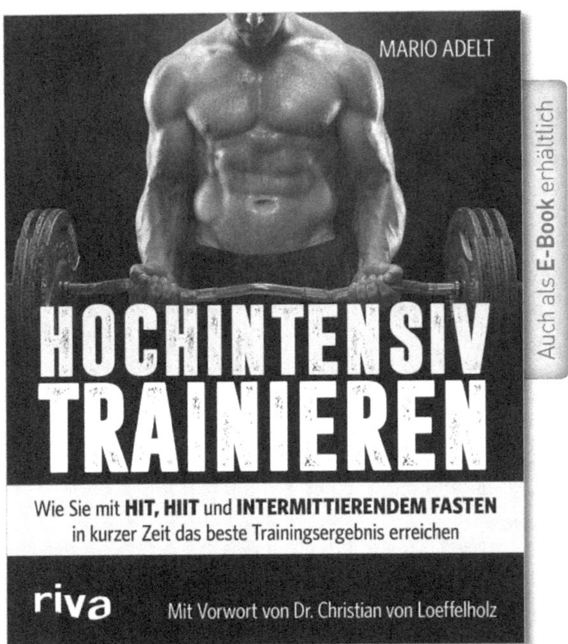

160 Seiten
19,99 € (D) | 20,60 € (A)
ISBN 978-3-7423-0262-5

Mario Adelt

Hochintensiv trainieren

Wie Sie mit HIT, HIIT und intermittierendem Fasten in kurzer Zeit das beste Trainingsergebnis erreichen

Wozu mehrmals pro Woche stundenlang im Studio Krafttraining machen, wenn zwei Einheiten à 20 Minuten mit der HIT-Methode die gleichen oder sogar bessere Ergebnisse bringen? Während früher nach dem Motto »Mehr ist besser« trainiert wurde, gilt bei HIT: »Härter ist besser.« In diesem Buch beweist der Autor, wie mit HIT und HIIT, dem hochintensiven Intervalltraining zur Verbesserung der Ausdauer, am effizientesten Muskeln auf- und Fett abgebaut werden. Er zeigt nicht nur geeignete Übungen mit dem eigenen Körpergewicht, mit Hanteln und an Maschinen, sondern auch, wie die häufigsten Fehler vermieden werden können. Mit unterschiedlichen Intensitätstechniken und einer optimalen Programmgestaltung kann jeder bei minimalem Zeitaufwand einen muskulösen, leistungsfähigen und gesunden Körper erreichen.

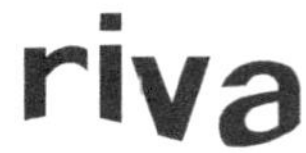

Zeitfracht Medien GmbH
Ferdinand-Jühlke-Straße 7
99095 Erfurt, Deutschland
produktsicherheit@kolibri360.de

Druck:
CPI Druckdienstleistungen GmbH
im Auftrag der
Zeitfracht Medien GmbH
Ein Unternehmen der Zeitfracht - Gruppe
Ferdinand-Jühlke-Str. 7
99095 Erfurt